정력을 키워주는 운동, 음식, 약차, 약술, 지압

천하무적
자양강장 비법

생활건강 연구회 편

천하무적 자양강장 비법

초판 1쇄 펴낸날 2010년 8월 23일

지은이   생활건강 연구회 편
펴낸이   임동선
펴낸곳   늘푸른소나무

등록일자 1997년 11월 3일
등록번호 제313-2003-300호
주소   서울시 마포구 성산동 278-41 성신빌딩 202호
전화   02-3143-6763~5
팩스   02-3143-3762
E-mail   esonamoo@naver.com

ISBN 978-89-88640-89-0   13330
ⓒ 늘푸른 소나무 2010. Printed in Seoul, Korea
- 저자와의 협의에 따라 인지는 붙이지 않습니다.
- 잘못된 책은 꼭 바꾸어 드립니다.
- 책값은 뒤표지에 있습니다.

정력을 키워주는 운동, 음식, 약차, 약술, 지압

천하무적
자양강장 비법

이책을 읽기 전에

　조화로운 성 생활을 유지하기란 쉬운 일은 아니다. 현대에 사는 우리는 과중한 업무에 시달리고 음주와 흡연 때문에 성 기능이 저하가 되고 수면 부족과 과로 등 각종 스트레스에 시달려 건강한 성 생활을 못하고 있는 것이다.
　어느 연구 결과에 따르면 조화로운 성 생활은 몸과 마음을 건강하게 하고 병을 물리치며 장수를 누리게 한다고 한다.
　대체로 남자의 경우 혼자 사는 사람보다 12년 정도 오래 살고 여자의 경우 6년 정도 오래 사는 것으로 밝혀졌다.
　정력비법에서는 드러내고 말하기 힘든 건강한 성 생활을 위한 정력비법과 조루증에서 벗어나는 방법 등 우리 주위에서 쉽게 할 수 있는 운동과 식생활에서 해결할 수 있는 방법들을 중심으로 엮어 놓았다.

차례

1장 간단한 운동으로 정력 강화방법

01 집에서 간단히 하면서 정력을 배가시키는 운동과 마사지 … 14
02 정력을 키워주는 발바닥마사지 … 25
03 일상생활 속에서의 정력 강화 운동 … 32
04 정력증진에 좋은 요가비법 4가지 … 39
05 정력 강화를 위한 일상적인 습관 기르기 … 43
06 정력을 키우는 정력 목욕법 … 51
07 정력을 키우는 효과적인 냉온욕법 … 53

2장 조루에 관한 모든 치료 방법

01 조루에 좋은 운동요법 … 56
02 조루 탈출 방법 … 59
03 조루에 좋은 베스트 영양소 … 64
04 조루를 예방하는 음식 … 68

3장 음식으로 정력을 향상시키는 방법

01 섭식으로 정력 강화 … 72
02 나이에 알맞은 정력보강 추천음식 … 74
03 여자의 매력을 돋우는 묘약 … 78
04 매일 밤 변강쇠로 둔갑시키는 식품 … 80
05 질이 좋은 강정식품 … 81
06 조선시대 왕들의 섹스단련 비방 … 103

4장 확실한 효과를 보는 민간 정력식품

01 전통 강정주 … 108
02 강정식의 단점 … 111
03 부부가 함께 먹는 정력약주 … 114
04 부부가 함께 황홀경에 빠지게 하는 비약 … 123
05 우리 주변에 있는 식물성 정력식품 … 125
06 정력에 뛰어난 우리의 토종식품 … 140
07 정력에 해가 되는 음식 … 149

5장 확실한 효과를 보는 전통 정력 약초

01 정력을 보강해주는 한방 차 … 152
02 정력증진을 위한 강정보약 … 168
03 정력을 위한 다양한 증상에 따른 처방 … 197

6장 정력에 확실한 효과를 보는 마사지, 한방 차, 한방 술

01 정력을 위한 마사지 방법 … 206
02 정력을 위한 비법 한방 차 … 216
03 정력을 위한 비법 한방 술 … 218

1장

간단한 운동으로 정력 강화방법

01

집에서 간단히 하면서
정력을 배가시키는 운동과 마사지

◆ 정력을 키우는 비만해소와 복근 운동

비만은 정력의 원흉으로 복근 운동은 배의 비만해소와 복근 단련과 골반을 반듯하게 교정해준다.

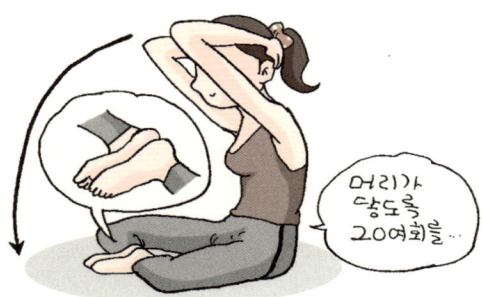

제대로 하자

1) 편안하게 앉아서 양 발바닥을 마주 댄다.
2) 양손을 깍지 끼고 뒤통수로 가져가 머리가 바닥에 닿도록 20여회를 반복적으로 숙인다.

◆ 정력을 키우는 복근을 단련시키는 운동

배의 비만해소와 복근을 단련시키는 효과가 있으며 아울러 내장기능이 활성화 된다.

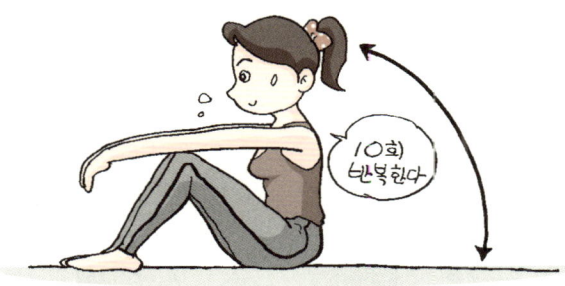

제대로 하자

1) 무릎을 세우고 앉아 양손을 무릎 위에 얹는다.
2) 뒤로 쓰러짐과 올림을 10여회를 반복적으로 움직인다.

잠깐!

누울 때 머리가 바닥에 닿지 않는 대신 허리와 등판을 바닥에 대줌과 동시에 상반신을 재빨리 일으켜 세워야만 반발력으로 동작을 반복할 수 있다.

◆ 정력을 키우는 피로회복과 혈액순환 운동

내장기능의 활성화와 함께 혈액순환과 피로회복에 좋은 운동이다.

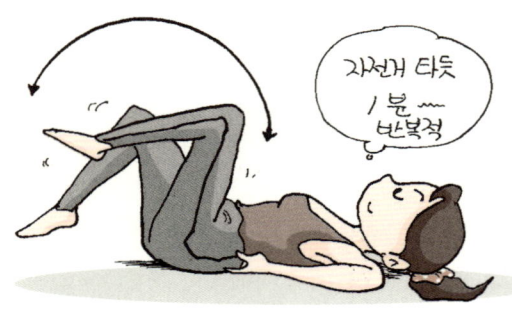

제대로 하자

1) 반듯하게 누운 자세에서 양다리를 하늘을 향해 수직으로 세움과 동시에 양손은 등을 받쳐 균형을 잡아준다.
2) 1의 자세에서 자전거 페달을 밟듯이 양다리를 1분 동안 반복적으로 돌린다.

잠깐!

양다리를 수직으로 세울 때 양손은 등을 받쳐 신체의 균형을 잡아준다. 이때 갑자기 목과 어깨에 힘이 들어가지 않도록 조심스럽게 동작한다.

◆ 정력을 키우는 신장 기능 강화와 스트레스해소 운동

신장 기능을 강화, 스트레스해소, 혈액순환촉진, 피로회복 등에 좋으며 두통예방과 변비해소에도 효과가 있다.

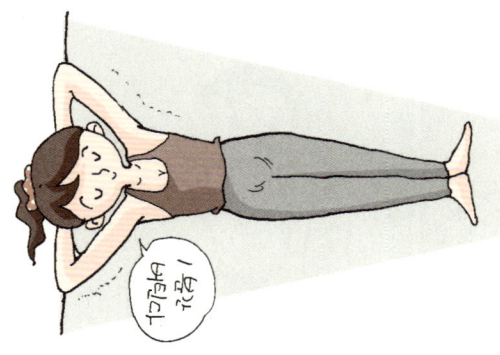

제대로 하자

1) 무릎을 꿇고 양쪽 손을 각각 쥐어서 바닥에 놓는다.
2) 손과 팔꿈치가 바닥 위에서 팔자 형으로 만든 다음 그 사이로 머리를 넣는다.
3) 무릎을 펴서 허리를 들고 발을 얼굴 쪽으로 향하게 한다.
4) 발을 바닥에서 떼어 양쪽다리를 위로 수직이 되도록 하여 1분간 버틴다.

잠깐!

몸의 중심을 잡기위해 벽에 기댄 채 머리와 팔꿈치를 바닥에 고정시킨다. 이때 발이나 손에 의지하지 않고 머리에 체중을 싣는다. 혈압이 높거나 감기로 코가 막힐 땐 중단한다.

◆ 정력을 키우는 성호르몬분비 촉진을 위한 마사지

성호르몬분비를 촉진시키고 불감증과 여성 생리불순, 남성 발기부전해소에 효과적이다.

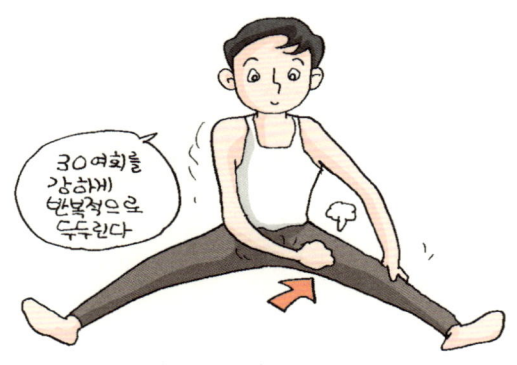

제대로 하자

1) 양다리를 좌우로 넓게 벌리고 앉아 주먹으로 다리 내측 (무릎 근처 허벅지 안쪽까지)을 가볍게 30여회 반복적으로 두드린다.
2) 손바닥으로 좌우다리 안쪽을 30여회 반복적으로 강하게 쓰다듬어 올린다.

잠깐!

다리 안쪽을 두드리고 문지를 땐 아래에서 위로만 실시해야 된다. 이유는 다리 안쪽의 기혈흐름이 상행으로 통하기 때문이다.

◆ 정력을 키우는 신체의 기를 원활하게 해주는 마사지

발바닥의 중간지점, 즉 용천을 두드리거나 마사지하면 신체의 기혈을 원활하게 운행시킨다.

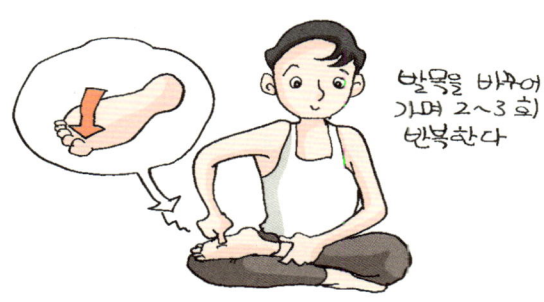

제대로 하자

1) 앉아서 긴장을 푼 다음 왼쪽발목을 오른쪽 허벅지 위에 올린다.
2) 왼쪽발목을 왼손으로 잡고 오른손 엄지손가락으로 발바닥(특히 용천)을 강하게 누른다.
3) 오른손 주먹으로 발바닥을 강하게 두드린다.
4) 발목을 바꾸어 2와 3의 동작을 반복적으로 하는데 시간은 양발 각각 3분씩 해준다.

잠깐!

용천(발바닥 중심)의 자리는 발가락에 힘을 주어 구부리면 오목해지는 곳이다. 즉 엄지발가락과 둘째발가락 밑 부분 양쪽주름이 만나는 부위의 약간 움푹 들어간 곳이다.

◆ 정력을 키우는 척추교정과 요통예방 운동

비만복근을 제거하고 척추교정과 요통을 예방해준다.

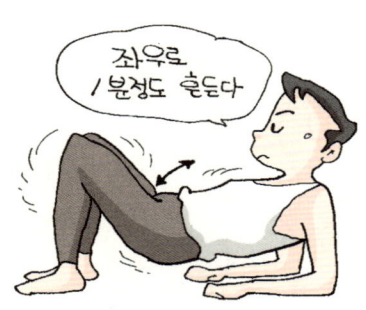

제대로 하자

1) 천장을 향해 누워서 발바닥을 엉덩이 근처까지 끌어올리면서 양 무릎을 붙여 세운다.
2) 양발과 어깨로 몸을 지탱하고 몸통과 다리가 바닥에 닿지 않도록 엉덩이를 들어올린다.
3) 엉덩이와 허리를 무게중심으로 기준하여 좌우로 약 1분정도 흔든다.

잠깐!

허리와 배에 무리가 없는 범위에서 진행시간을 늘려나가면 된다. 이때 항문을 수축하면서 동작을 취하면 좋다.

◆ 정력을 키우는 하반신기능 향상 운동

척추기능을 강화하고 복근단련 및 하반신기능을 강화해준다.

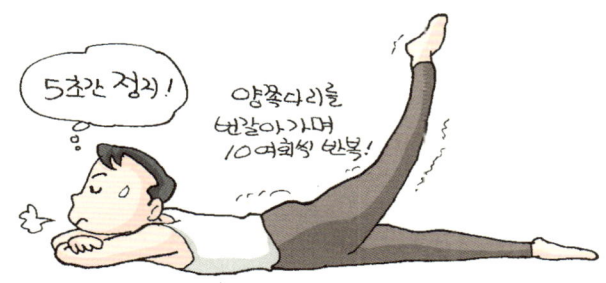

제대로 하자

1) 엎드려서 양팔관절을 얼굴 앞쪽으로 포갠 다음 그 위에 턱을 올려놓는다.
2) 대퇴관절에 힘을 주면서 왼발을 서서히 들어올린다. 이때 높게 들린 왼발을 5초간 정지한다.
3) 왼쪽다리를 서서히 내림과 동시에 2처럼 오른발을 높이 들어올려서 5초간 정지한다.
4) 양쪽다리를 번갈아 10회씩 반복해주면 된다.

잠깐!

무릎을 구부리지 않고 발등과 다리가 일직선이 되도록 쭉 뻗는다. 동작이 익숙해지면 두 다리를 동시에 들어 올리는 동작으로 전환해서 운동효과를 극대화시킨다. 이때 상반신이 압박되거나 통증이 나타나지 않도록 자연호흡을 한다.

◆ 정력을 키우는 배살 빼기의 최고는 복근운동

배의 비만과 복근을 단련시켜주며 요통을 예방해준다.

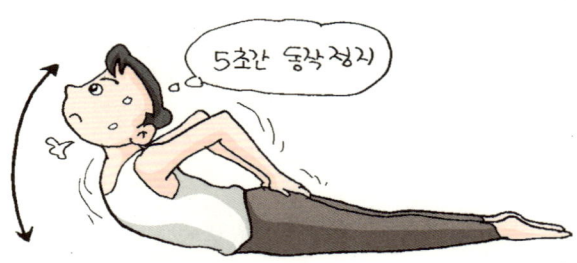

제대로 하자

1) 엎드린 후 양손을 대퇴부 바깥부분에 가지런히 댄다.
2) 긴장을 푼 다음 머리를 들어올림과 동시에 상반신을 최대한 젖혀준다. 이때 5초간 동작을 정지한다.
3) 상반신을 바닥으로 내리면서 1의 자세로 되돌아간다.
4) 1~3의 동작을 1회로 하여 10여회를 반복하면 된다.

잠깐!

상반신을 위로 젖힐 때 다리가 바닥에서 떨어지지 않도록 한다. 만약 허리통증과 호흡지장이 있으면 상반신을 젖히는 속도와 각도에 조심한다. 동작이 익숙해지면 상반신 하반신을 동시에 들어 올려 아치모양이 되도록 한다. 이것은 배근육과 엉덩이 근육이 강화된다. 특히 가슴과 다리에 압박과 통증이 발생하지 않도록 호흡과 근육에 충분한 휴식을 취해준다.

◆ 정력을 키우는 사정조절능력을 위한 운동

하반신 강화와 사정조절능력을 비롯해 원활한 성호르몬분비와 조루예방에 효과적이다.

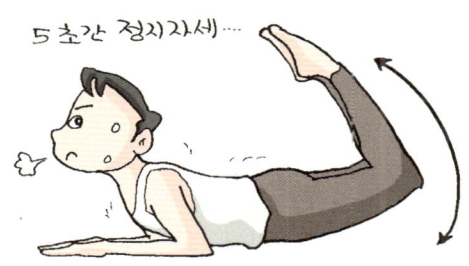

제대로 하자

1) 엎드린 후 팔을 바닥에 대고 양발을 붙여 뒤로 올린다.
2) 높은 위치에서 5초간 정지자세를 취하면서 괄약근에 강한 힘을 줘 오므린다.
3) 괄약근의 힘을 서서히 풀면서 양다리를 천천히 내리는 것을 10여회 반복한다.

잠깐!

상반신의 긴장을 풀고 손바닥으로 바닥을 세게 밀면서 성기에 강한 힘을 줌과 동시에 양다리를 부드럽게 올려준다.

◆ 정력을 키우는 몸 속의 독소를 배출해주는 운동

혈액순환을 원활하게 해주면서 스트레스해소, 피로회복, 심신안정 등을 비롯해 몸 속의 독소나 찌꺼기를 신속하게 배출해 피부미용에 적격이다.

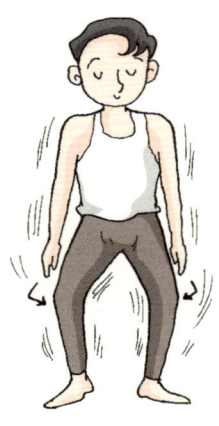

제대로 하자

1) 양발을 어깨넓이로 벌리고 선다.
2) 양팔은 밑으로 편하게 내린 후 무릎을 가볍게 구부렸다 폈다를 빠르게 흔들면서 약 5분간 전신을 부드럽게 흔든다.

> 잠깐!
>
> 전신을 흔들 때는 발바닥이 바닥에 고정되어 있어야 한다. 이때 마음을 편안하게 비우면서 몸 밖(혹은 몸 속)에 있는 나쁜 독소나 찌꺼기가 털려서 나간다는 의식으로 실시하면 된다. 전신 흔들기는 다양한 운동을 실시하고 난 후에 몸과 마음을 편안하게 안정시키는 마무리 운동이다.

02

정력을 키워주는 발바닥마사지

발은 신체 각 기관과 신경 및 혈관으로 연결돼 있다. 즉 수천 개의 신경과 혈관들이 거미줄처럼 얽혀있는 발의 자극은 건강유지에 최상이다. 더구나 발마사지는 정력에도 영향을 미치기 때문에 일상생활 속에서 부부가 함께 간단하게 하면 금상첨화다.

한마디로 발이 쇠퇴하면 정력까지 떨어진다. 그것은 인체의 모든 기능이 발바닥에 있으며, 특히 신기능이 용천(발바닥 중앙에 위치)이라는 경혈로부터 시작되기 때문이다. 신기능은 내분비호르몬기능을 관장하고 있다.

따라서 정력과 건강을 위해 항상 발바닥을 마사지하여 발바닥의 순환을 촉진시켜주어야 한다. 즉 발바닥마사지는 뭉치고 막힌 기와 혈의 순환을 풀어주기 때문에 전신피로가 풀리고 신기능이 촉진되어 발기력이 높아진다. 또한 하반신의 혈액순환까지 좋아져 지구력이 향상된다. 마사지 방법은 자갈이나 대나무를 밟거나 지압슬리퍼를 신거나 스스로 발바닥을 쓸듯이 문지르면 된다.

◆ 정력을 키우는 효과적인 발바닥마사지

 중력 때문에 혈액이 하반신으로 몰려있는 것을 발바닥자극으로 인해 상반신으로 원활하게 공급해준다. 즉 신선한 혈액은 심장으로 탁한 혈액은 신장을 통해 배출되도록 하는 혈액순환원리를 이용한 것이다. 그렇다고 무조건 발바닥을 주무른다고 해결되지 않는다.

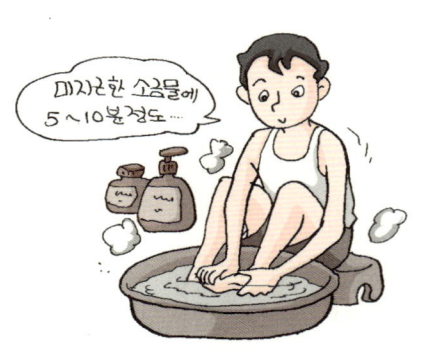

 효과 있는 발바닥마사지를 하려면 우선 온수로 발을 씻어 근육의 긴장을 풀어준다. 이때 비누대신 아로마 같은 발 샴푸를 이용하면 살균과 소독을 동시에 할 수 있다. 만약 발 전용 샴푸가 없다면 미지근한 소금물에 5~10분 정도 발을 담근 후 발바닥 곳곳을 지압한다. 그런 다음 수건으로 발을 깨끗하게 닦고 도구를 사용해 굳은살을 제거해주면 된다. 얇은 각질은 버퍼로, 발바닥의 두꺼운 굳은살은 크레도와 같은 도구를 사용하면 된다. 이때 젖은 상태에서 굳은살을 제거하면 상처나 속살까지 떨어져나가기 때문에 주의해야 한다.

 마사지방법은 다양하게 있지만 기본적인 것을 소개해본다. 발을 손으로 감싸 쥐고 몸 쪽을 향해 강하게 압력을 주면서 밀어올리고 발쪽으로 내려올 때는 힘을 뺀다. 이때 마사지크림으로 발가락 사이사이, 발등, 발바닥 등을 골고루 자극하면서 발라준다.

 하지만 이런 경우에도 주의해야 할 점이 있다. 먼저 한 부위를 집중적으로 5분 이상 지압해서는 안 된다. 즉 한번에 3~4회 1분 정도가 가장 좋다. 그리고 크림은 천연식물인 오일성분의 발 전용 크림을 사용해야만 한다. 즉 일반 마사지크림은 너무 미끄러워 지압하기가 힘들기 때문이다. 특히 아로마 및 올리브계열의 천연식물계 크림을 사용하면 발의 노폐물까지 제거해준다. 마지막으로 발바닥마사지가 끝난 후 따뜻한 타월이나 모포로 발을 감싸서 보호하고 외출을 하지 않는다. 왜냐하면 따뜻한 방안은 혈액순환에 효과가 높기 때문이다.

 발바닥마사지에서 꼭 지켜야할 사항은 식사 후 곧바로 마사지를 하지 말아야 한다. 즉 식사 후 1시간30분 정도 지나야 신체에 부담이 가지 않는다. 이밖에 발에 상처가 있거나, 임산부도 삼가야 한다.

◆ 정력을 키우는 발바닥마사지 순서

하루일과로 피로에 지친 당신을 위한 구체적인 발바닥마사지에 대해 알아보자.

피로회복의 혈

발바닥에 있는 용천혈을 자극한다. 이 부위는 신장과 연결되어 있는데, 지압 봉으로 4초 이상 3~4차례 지그시 누르면 몸의 노폐물이 소변으로 배출되면서 피로감이 사라진다.

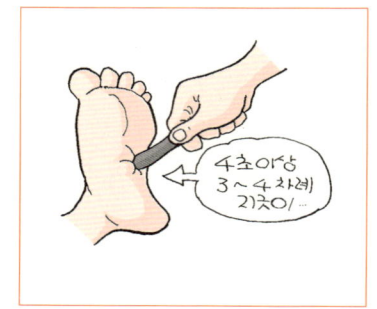

성기능의 혈

발 바깥쪽 뒤꿈치부분은 생식기와 연결되어 있는데, 지압봉으로 아래서 위로 강하게 긁어주듯 4~5회 반복해서 자극한다. 전립선은 뒤꿈치 안쪽, 고환은 바깥쪽 부분이다.

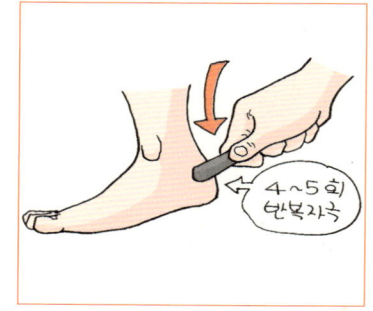

소화촉진의 혈

속이 더부룩하고 소화가 잘 되지 않으면 용천에서 아래로 여러 차례 지압 봉으로 눌러준다. 이곳은 위, 십이지장, 소장 등과 연결되어 있어 소화기질병을 다스린다.

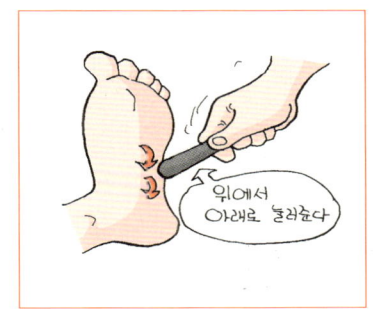

과음해결의 혈

지나친 과음으로 간 기능에 문제가 있으면 네 번째 발가락 밑 부분을 자극한다. 이곳은 간과 연결되어 있으며, 4초 정도로 3~4회 반복자극하면 간 기능회복에 효과적이다.

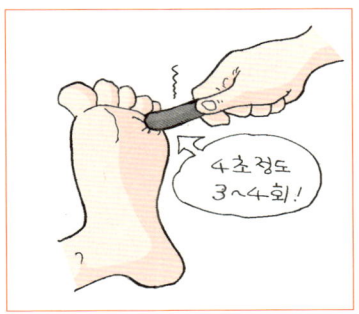

◆ 발가락별 마사지

엄지발가락

머리와 간과 연결되어 있다. 엄지발가락에 반점이 나타나면 뇌에 이상이 생겼다는 신호다. 과음으로 간이 상하면 엄지발가락의 색깔이 변하면서 발가락부위가 쉽게 붓는다. 또한 엄지발가락 뒤쪽은 배와 관련이 있기 때문에 이곳을 자극하면 통증제거와 가스소통이 원활해진다. 더구나 두통, 어깨, 목이 결릴 때도 이곳을 자극하면 증세가 호전된다. 이밖에 매일 엄지발가락부위는 5분정도, 발바닥 전체는 4~5초씩 3~5회 지압하면 고혈압을 예방할 수 있다.

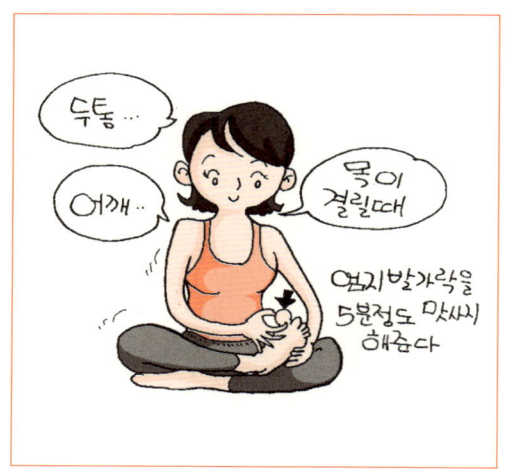

둘째발가락

위와 소화기관과 연결되어 있다. 둘째발가락 끝이 퉁퉁 붓거나 주름이 나타나면 위장에 이상이 생겼다는 신호다. 즉 변비, 당뇨, 코 막힘, 눈 피로, 식중독에 걸렸을 때 둘째발가락 목 부분을 문질러주면 효과를 볼 수 있다.

셋째발가락

심장과 연결되어 있다. 셋째발가락을 자극시키면 순환계가 원활하게 되면서 두근거림과 숨이 차는 증상을 호전시킬 수가 있다.

넷째발가락

담낭과 연결되어 있다. 소화기능저하, 배에 가스 충만, 물에서의 장딴지에 쥐가 나거나 손발이 저릴 때 넷째발가락을 문지르거나 당겨주면 효과가 있다.

새끼발가락

신장 및 방광과 연결되어 있다. 새끼발가락은 작은 뇌라고 불릴 정도로 뇌와 많이 연결되어 있다. 따라서 시험공부, 장기간의 정신활동 후에 자극해주면 효과가 좋다.

03

일상생활 속에서의 정력 강화 운동

부부간의 원만한 성생활은 만사를 형통하게 해주는 기본이다. 이런 행복을 누리기 위해 사람들은 정상적인 것보다 엉뚱한 방법으로 정력을 키우려고 한다. 예를 들면 한국인들이 즐겨 찾는 '보신관광'이나 '큰 성기'에 대한 환상이 그 대표적인 것이다.

하지만 주변을 둘러보면 일상생활에서도 얼마든지 쉽게 정력을 강화시킬 수 있는 방법을 찾을 수 있다. 즉 운동을 통해 페니스의 기능을 돕는 근육을 훈련시켜 간접적인 효과를 기대하는 것이다. 이것이야말로 정력 강화운동인 것이다. 이에 따라 5가지 운동을 소개해본다.

(1) 자전거 타기

회음은 음부와 항문 중간에 있는 경혈을 말한다. 회음부의 근육은 성기능유지에 매우 중요한 역할을 한다. 그렇지만 평상시 이 근육을 단련할 기회가 없었기 때문에 약화된 것이다.

자전거를 타면 자전거 안장이 남자의 성감대에서 가장 민감한 회음부를 자극시켜준다. 몸을 앞으로 구부려줌으로써 안장과 회음부를 마찰해주기 때문이다. 자전거는 사이클용이 좋다.

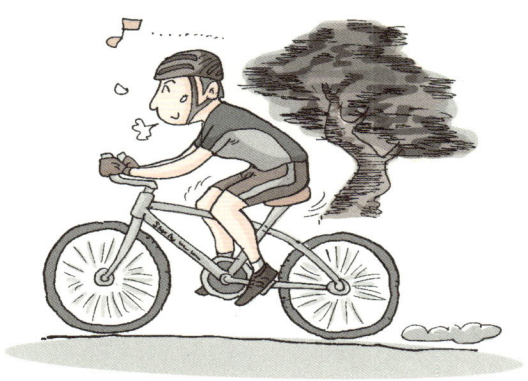

(2) 맨손체조하기

쪼그려 앉기, 무릎 굽히기 등과 같은 허벅지운동을 통해 성행위 때 사용되는 근육의 힘을 길러준다. 특히 골반근육을 강화하기 위해서는 다음의 프로그램이 중요하다.

1) 천정을 향해 마룻바닥에 똑바로 눕는다.
2) 타월을 10cm 정도로 말아서 목 밑에 끼운다.
3) 두꺼운 베개를 무릎 밑에 끼우고 등을 마룻바닥에 밀착시

킨다.

 4) 강한 힘으로 치골을 가슴 쪽으로 잡아당긴다.

 5) 복부를 허리 쪽으로 밀지 말아야 한다.

 6) 1초 동안 멈춘 후 긴장을 푸는 동작을 반복한다.

 7) 치골을 가슴 쪽으로 당기면서 숨을 내쉬고 긴장을 풀면서 숨을 들이마신다.

 8) 이런 동작을 2~3분 정도 하다가 능숙해지면 하루에 100회를 한다.

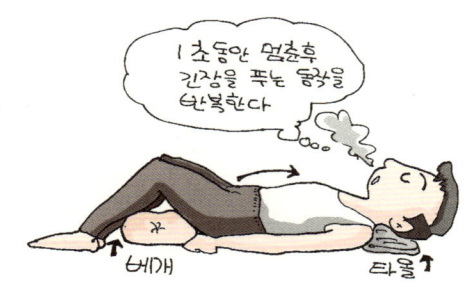

(3) 괄약근 운동하기

괄약근은 신체의 특정부분이 열리고 닫힘을 관장한다. 괄약근은 내 항문 괄약근과 외 항문 괄약근이 있다. 사정근육을 강화시키면 사정의 타이밍을 조절하고 오르가즘을 상승시키는데 아주 효과적이다. 사정근육은 항문 괄약근, 요도 괄약근처럼 골반근육과 신경분포가 동일하다. 따라서 변의를 참기 위해 항문을 조이는 동작을 반복하면 사정근육도 동시에 단련된다.

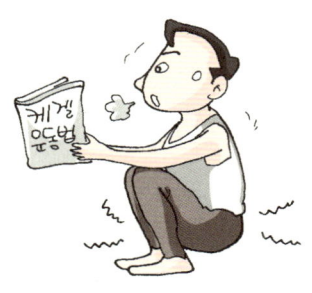

이것은 남녀 모두에게 필요하다. 남성의 경우 조루 즉 임포텐스를 고쳐주고 정력을 증강시켜주며, 여성의 경우는 불감증 즉 긴장성 요실금을 예방할 수 있다. 또한 질 수축 운동을 하면 성기능의 효율성도 향상된다. 이밖에 공통적으로 우울증, 허약체질, 갱년기증세, 편두통, 만성변비의 치료와 함께 체중감량의 효과도 있다.

 이것이 바로 케겔 운동인데 언제 어디서든지 간단하게 할 수 있다. 처음 항문을 조일 때마다 음경페니스가 조금씩 위로 오르고 그러다가 쥐어짜는 듯한 느낌이 온다. 이것을 매일 반복하면 괄약근이 강해지고 발기를 자유자재로 할 수 있다. 이 운동은 여성의 '스핑크터 훈련법'과 동일하다. 이 훈련을 해두면 40세가 넘어서도 정력 감퇴를 예방할 수 있고 20대의 정력을 되찾을 수 있다. 더구나 치질예방과 치료에도 매우 효과적이다.

(4) 소변을 긴장상태에서 보기

소변을 볼 때 신체는 털구멍과 모세혈관이 이완된 무방비상

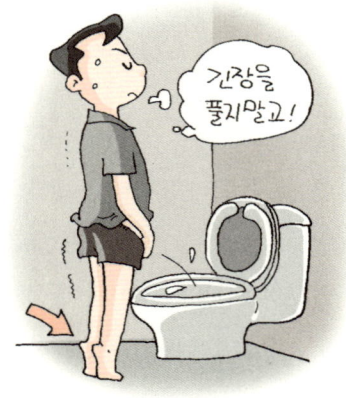

태가 된다. 따라서 소변을 본 뒤 한기를 느껴 감기나 류머티즘에 걸릴 가능성이 있다. 고대양생법에는 '소변을 볼 때 마음을 놓지 말라(기운을 빼지 말라)'고 기록되어 있다. 한마디로 에너지를 빼앗기지 않도록 입을 다물고 눈을 감고 발끝으로 서서 긴장한 상태에서 소변을 보라는 것이다. 여성의 경우는 앉은 채로 발돋움을 하고 엄지발가락과 둘째발가락에 힘을 주면 된다. 이것을 하루에 5~6회를 계속하면 콩팥이 강해지면서 정력까지 강화된다.

(5) 일상생활 속의 정력 강화법

1) 나체 욕을 하면서 허리에 팔을 돌려 그타 법으로 허리 뒷부분을 적당하게 두드리거나 지압을 하면 좋다. 이때 엄지손

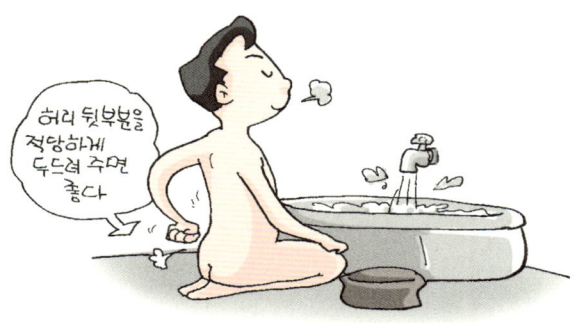

가락으로 허리 뒷부분을 눌러주면 조루를 치료할 수 있다.

 2) 아침에 페니스가 발기되면 귀두부분을 지긋이 눌러주면서 항문을 조이고 손을 놓는다. 이 동작을 반복해주면 발기된 페니스를 받쳐주는 인대에 힘이 생겨 발기각도가 배꼽 쪽으로 기울게 된다.

 3) 발기된 상태에서 소변을 볼 때 오줌을 누다가 끊었다가를 반복하면 사정의 타이밍을 조절하는 근육이 생겨난다. 지속적으로 해야만 효과를 볼 수 있다.

 4) 여름엔 냉수마찰, 겨울엔 마른수건 마찰로 피부를 자극해주면 성감이 단련되고 발기신경도 활발하게 움직인다.

04

정력증진에 좋은 요가비법 4가지

(1) 소머리자세

방법

무릎을 꿇은 자세에서 오른쪽팔꿈치를 위에서 밑으로 구부리고, 왼쪽팔꿈치는 밑에서 위로 구부려 등 뒤에서 두 손을 잡은 후 숨을 내쉬면서 오른쪽팔꿈치를 뒤로 젖힌다. 이때 가슴을 펴고 고개를 돌려 오른쪽팔꿈치를 바라본다. 좌우 교대로 반복하는데 자세가 부자연스런 쪽은 3회 이상 반복하면 된다.

효능

체내의 수분을 조절해 신장 기능을 강화시킨다. 즉 수분대사 작용은 생명력을 증진시키고 성적에너지를 조절해서 이상에너지의 소모를 막아준다. 해부학적으로는 등의 견비통을 해소하고 엉덩이의 골반을 조절해서 치질을 치료하며 항문부의 울혈을 제거한다. 또한 여성들의 가슴을 아름답게 해줌과 동시에 심리적 작용이 활발해져서 매사 적극성을 띤다.

(2) 메뚜기 자세

방법

 양다리를 들어 올리면 흉추 11번과 12번사이의 신장을 자극해서 수분대사 작용을 돕는다. 인체의 70%가 물로 구성되어 있기 때문에 수분대사 작용이 어렵게 되면 생명을 잃게 된다. 따라서 이 자세는 생명에너지를 충전시키고 생식력까지 강화해준다. 배를 바닥에 붙여 엎드리고 주먹을 쥔 양손은 밑으로 내려서 손바닥이 바닥에 닿도록 다리 밑에 놓는다. 이때 턱을 바닥에 대고 숨을 내쉬면서 왼쪽다리는 무릎을 편 채로 위로 들어올린다. 동일한 방법으로 2~3회 반복한 후에 반대동작을 취하면 된다. 주의할 사항은 다리를 구부리지 말고 골반을 올린다는 기분으로 곧게 위로 올려야 하며, 어느 쪽 다리가 올리기 불편한가를 확인해둬야 한다. 숙달되면 양쪽다리를 동시에 들어 올리면 된다. 의식집중은 골반에서 턱으로 이동해야 한다. 특히 완성된 자세에서 숨을 참고 있기 때문에 허파와 간장은 강화되지만, 심장에 장애가 있거나 고혈압이 위험하다.

효능

 허리와 아래 부분을 자극하여 내장의 하수와 위치이상을 해소하며, 복부 압력이 높아져 변비가 해소된다. 또한 내장의 수축력이 강화되어 결단력이 높아지고 하반신의 균형이 잡힌다.

(3) 단전강화 자세

방법

바닥에 등을 밀착시켜 누운 상태로 다리를 어깨넓이만큼 벌린다. 양손은 엄지손가락이 안으로 가게해서 말아서 쥔다. 숨을 짧게 3번 내쉰 후 상체를 약간 일으켜 아랫배를 두드린다. 이때 숨을 참고 아랫배에 힘을 주는 동작을 반복한 다음 숨을 내쉬면서 천천히 상체를 내리면 된다.

효능

배꼽 아래의 단전을 강화시켜 인체중심이 아랫배에 모이게 한다. 심신이 통일되어 안정감을 갖출 수 있다.

(4) 에너지소모방지 자세

방법

바닥에 누운 상태에서 발뒤꿈치를 벌리고 엄지발가락은 함께 붙인다. 팔은 앞으로 뻗는데 손등을 서로 마주보게 붙인다. 이때 배가 불룩할 정도로 숨을 크게 들이마신 후에 상체와 하체를 동시에 일으키는데, 무릎이 구부러지지 않아야 한다. 이 동작을 유지하는 동안 괄약근과 하체를 조여 숨을 멈춘 채 20초간 유지했다가 다시 2~3회 반복 후에 호흡을 조절하면 된다.

효능

인체에너지의 특성은 모이는 것보다 흩어지는 성질이 강하다. 이 자세는 에너지의 방출을 막고 복부에 탄력과 에너지의 응집력을 길러주는데 효과가 최고다.

05

정력 강화를 위한 일상적인 습관 기르기

◆ 평상시 많이 걸어라

 현대인들은 누구나 할 것 없이 걷는데 인색하다. 한마디로 건강을 잃어버리는 커다란 원인이 바로 걷는 것이 부족하기 때문이다. 방법은 점심을 먹거나 혹은 차를 이용할 거리를 가볍게 걷는 것이다. 물론 시간이 나면 연인과 산책을 하는 것도 좋다. 걸음은 폐활량과 하체 근육강화 및 발기력 향상을 비롯해 혈압까지 낮춰준다.

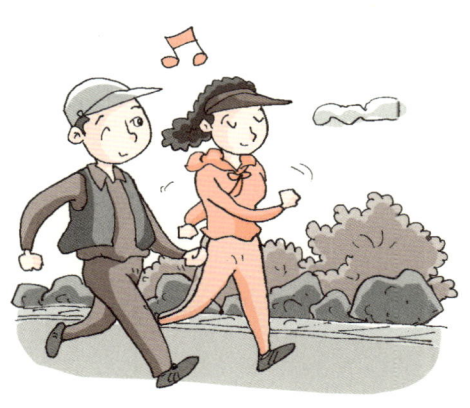

◆ 전통음식에 관심을 가져라

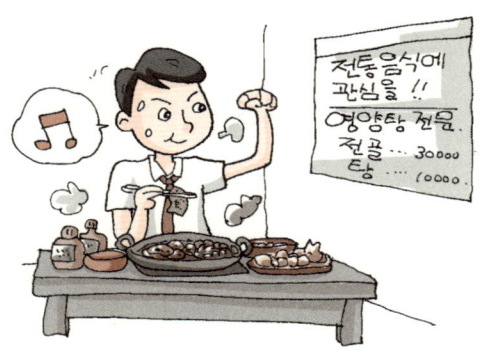

 우리 조상들이 오랫동안 시행착오를 겪으면서 만들어낸 건강음식에 관심을 가져라. 그곳엔 음식에 대한 평가와 각종 식품에 대한 식음방법을 비롯해 인체에 어느 음식이 유익한지에 대해 상세하게 들어 있다. 예를 들면 다른 나라에서는 개고기를 먹지 않지만, 우리의 조상들은 개고기를 최고의 보양식으로 즐겼다. 이것은 현대의학서적에서 보양식으로써의 가치가 있는 것으로 나타났다.

◆ 음낭을 가능한 차게 하라

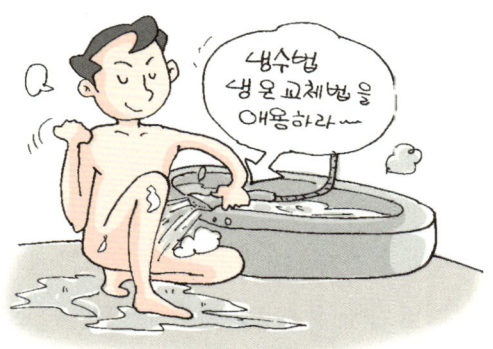

 예로부터 남성의 불알을 차게 하는 것이 좋다고 했다. 따라서 부모들은 사내아이에게 바지를 입히지 않았던 것이다. 실제 음낭이 따뜻하면 혈액순환이 잘되지 않아 정액의 생성이 활발하게 되지 않는다. 그래서 나이가 들면 음낭을 차갑게 하는 냉수법, 냉온교체법 등을 애용하는 것이다.

◆ 팬티를 가급적 헐렁하게 입어라

 보편적인 팬티 종류는 삼각팬티, 트렁크스타일 팬티, 노팬티 등이 있다. 몸에 꽉 끼는 삼각팬티보다 트렁크 스타일의 헐렁한 팬티가 훨씬 착용감이 좋다. 왜냐하면 꽉 끼는 삼각팬티는 통풍이 안 되고, 고환의 온도조절을 힘들게 해서 정자를 생산하는 고환의 건강을 해칠 수가 있다. 즉 고환을 신선하고 젊게 유지하려면 고환의 온도를 높이는 환경과 고환에 충격을 주는 행동을 피해야 한다. 물론 노팬티가 고환에게 가장 좋지만 사회생활을 영위해야 하기 때문에 현실적으로 불가능하다. 따라서 집에서 만큼은 노팬티로 있는 습관을 기르는 것도 좋다.

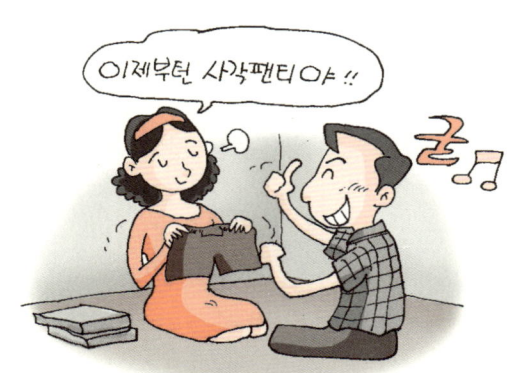

◆ 취침 전 항상 찬물로 샤워하라

 냉수욕과 냉수마찰은 예로부터 회춘의 효과가 있다며 널리 애용되어 왔다. 냉수욕은 고환의 온도를 낮춰주고 혈액순환을 도와주며 피로회복에도 금상첨화다.

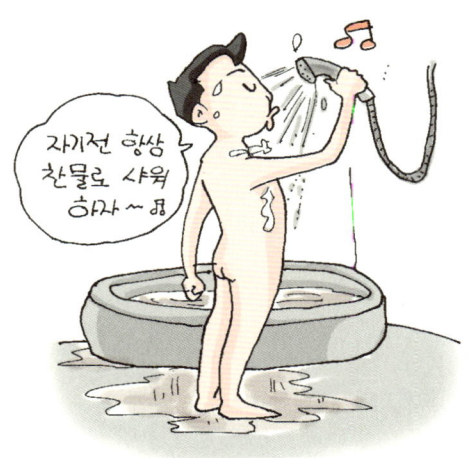

◆ 부부간 섹스를 자주하라

 남성의 정액은 마치 끝없이 솟아나는 오아시스와도 같다. 물론 과도한 성관계는 정력에 좋지 않지만, 적당한 성교는 건강한 육체를 유지할 수 있는 최고의 비결이다. 하지만 성교를 자주하지 않으면 그만큼 정력이 감퇴된다는 사실을 알아야 한다. 따라서 자연스럽고 건전한 부부관계를 유지해나가는 것은 젊고 탄력성 있는 육체를 간직하는 으뜸 비결이다.

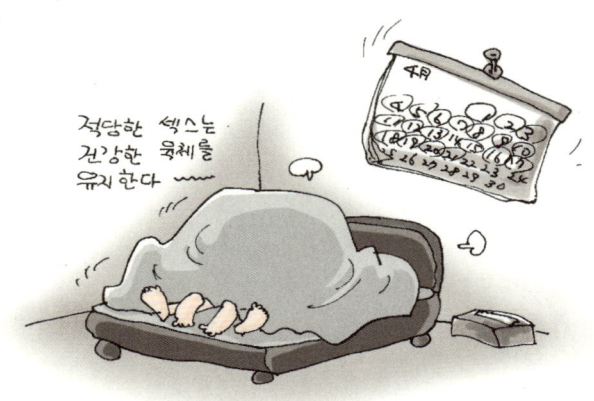

◆ 하반신 단련은 샤워로 하라

하반신 단련은 일상생활 속에서 응용할 수 있는 방법이 많지만, 그 중에서도 샤워가 가장 손쉬운 방법이다. 보편적으로 하루에 한번 정도 샤워를 하기 때문에 다음과 같은 습관을 기르면 매우 효과적이다. 샤워기를 귀두로 향하게 하여 물의 강도를 강하게 한다. 이때 포경인 사람은 귀두를 드러낸 후에 수행해야 된다. 귀두 외에 줄기와 고환에도 강하게 샤워해주면 혈액순환을 도와 성기능이 활발하게 된다.

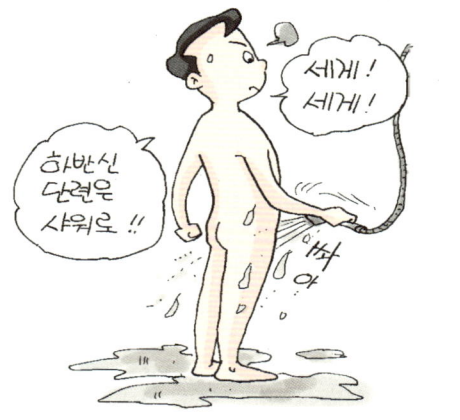

◆ 항상 쉬지 말고 혀를 움직여라

동서고금을 막론하고 침을 자주 삼키면 건강에 좋다고 한다. 침의 타액은 소화기능을 촉진시켜줄 뿐만이 아니라 회춘의 비타민이라 할 인체에 좋은 영향을 끼친다. 업무를 하거나 걷

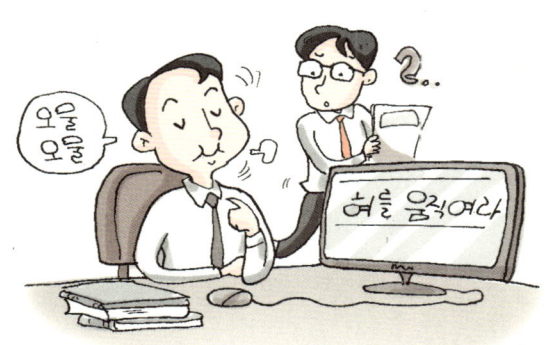

거나 가만히 앉아 있을 때 입안의 혀를 입천장과 잇몸 구석구석을 핥으면 침이 나온다. 이때 침을 밖으로 뱉지 말고 그대로 삼켜주는 것이 건강을 유지하는데 최고다.

06

정력을 키우는 정력 목욕법

　예로부터 목욕 자체가 회춘에 큰 도움이 된다는 것은 익히 알려진 사실이다. 즉 목욕은 혈의 흐름을 원활하게 촉진시켜 신진대사를 활성화시켜주기 때문이다. 목욕회춘법은 옥경에다 20~30초씩 온수와 냉수를 바꾸어가며 끼얹기를 30~40회 되풀이 해주는 것이다. 즉 국부에 자극을 줌으로써 성력을 돋우는 방법이다.

　한방에서는 아랫배가 쳐지거나 피부가 거칠면 신허증을 앓고 있는 것으로 진단되는데, 이때는 냉, 온수 샤워가 좋은 회춘건강법이 되는 것이다. 예로부터 신허증에 시달리는 사람은 성력이 약하다. 따라서 국부에 찬물과 더운물을 번갈아 끼얹기를 되풀이하면 성선의 신진대사를 촉진시켜준다.

　이것을 여러 차례 되풀이 하면 옥경이 투풀어 오른다. 이것은 발기가 됨으로 성호르몬의 분비선이 왕성해지는 것을 뜻한다. 옥경 부위에 강한 수압 샤워로 냉, 온수를 발사하면서 그곳을 손끝을 이용해 동그라미를 그리는 식으로 마사지하면 목적을 달성할 수 있다.

또한 탕 속에서 손으로 불알을 감싸 쥐고 부드럽게 주무르면서 앞으로 잡아당기는 것도 효과가 있다. 이런 동작을 되풀이해서 국부와 항문사이의 회음 혈을 부드럽게 마사지하면서 등뼈 끝부분인 미골을 주무르면 양물이 저절로 충만 되어 발기가 된다. 이것은 성선의 대사 작용을 촉진시켜 강정의 효능을 올리기 때문이다.
 이밖에 이와 같은 목욕방법 못지않은 풍욕방법이 있다. 즉 숲속 양지바른 곳에서 바지와 팬티를 내리고 페니스를 햇빛에 쬐이면 하늘과 땅의 기를 받아 강장된다. 하지만 이 방법은 아무데서나 해보기 어렵다.

07
정력을 키우는 효과적인 냉온욕법

 냉온욕법은 찬물과 더운물에 번갈아 몸을 담그는 방법을 말한다. 이 목욕방법은 중장년층 사이에서 인기를 끌고 있다. 냉온욕법을 행하면 피부가 수축확대를 거듭하면서 튼튼해지고 미용효과까지 있으며 혈액과 임파액의 순환을 촉진하고 정화까지 시켜준다. 다음은 목욕순서를 소개해본다.

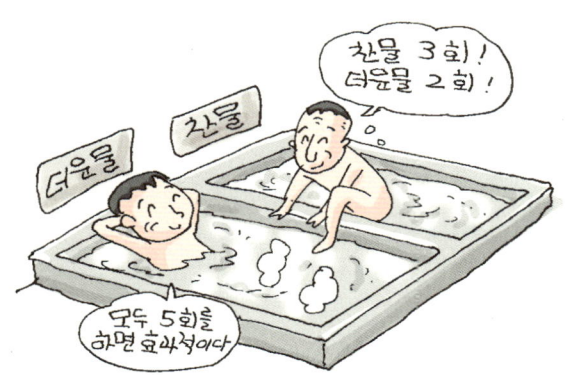

1. 찬물에 들어가 1분 정도 몸을 담갔다가 나온다.
2. 다음에 따뜻한 물에 들어가 1분 정도 몸을 담근다.

3. 이렇게 찬물 3회 더운물 2회 모두 5회를 행하는 것이 효과적이다.

  4. 좀 더 강한 자극을 원하는 사람은 찬물 4회 더운물 3회 등 7회가 좋다.

2장

조루에 관한 모든 치료 방법

01 조루에 좋은 운동요법

심각한 조루는 대인관계에도 자신을 잃는 심리적인 부작용을 낳는다. 조루는 괄약근이 극도로 허약하고 발달되지 않은 상태에서 기인한다. 그렇지만 다음의 훈련을 거치면 실추된 스태미나를 찾을 수가 있다. 이 운동은 직장에서 근무할 때, 의자에 앉아있을 때, 운전할 때 등 시간과 장소를 가리지 않고 할 수 있는 장점을 가지고 있다.

◆ 워밍업

의자에 편안하게 앉아서 괄약근 조이기를 50회 실행한다. 조인 후 30을 센 후에 풀어주는데 이것을 3회 반복하고 2분간 휴식을 취한다. 그 다음은 베이비오일을 약간 발라 페니스를 천천히 마사지해 완전하게 발기시킨다. 이때 페니스가 완전히 발기되면 마사지를 계속하면서 항문을 2초 동안 조였다가 풀기를 반복한다. 이런 운동을 클라이맥스 직전까지 계속하는데, 클라이맥스에 도달하기 바로 직전 괄약근을 최대한 조이고 입으로 깊은 숨을 들이마신다. 이때 사출되려는 정액이

다시 몸속으로 들어가는 것을 상상한다. 이런 훈련은 사정욕구를 참는 자제력을 길러줄 뿐만 아니라 최대한 빨리 발기를 회복할 수 있어 실전상황에서 유용하게 사용할 수 있다.

◆ 사정억제력 개발

10~20분간 편안하게 앉을 수 있는 의자에 앉아서 괄약근을 강하게 조이고 10초간 집중해서 그대로 조인상태를 유지시킨다. 10초가 지나면 2초를 쉬었다가 다시 10초간 강하게 괄약근을 조여준다. 이런 훈련을 50회 반복적으로 실시한다. 운동을 하는 동안 숨을 깊게 들이마시고 괄약근조이기를 할 때 혈액이 괄약근으로 순환되는 모습을 상상하면 훨씬 효과적이다. 이 방법이 숙지되면 강한 괄약근조이기를 100회로 늘인다.

◆ 사정의 강도를 극대화 시키는 법

보편적으로 여성들은 남자가 절정에 다다랐을 때 많은 양의 정액을 뿜어내는 것을 보고 싶어 한다. 이것은 여자들에게 흥분요소가 되면서 자신의 파트너에 대한 건강과 수태력을 상징하기 때문이다.

또한 포르노 영화에서 배우가 정액을 소변줄기같이 힘차게 뿜어내는 것을 봤을 것이다. 즉 사정할 때의 정액은 괄약근이 수축하면서 밀어내는 힘으로 요도 관을 통해 페니스로 빠져 나오게 되는 것이다. 따라서 괄약근이 강하면 강할수록 정액이 분출되는 힘이 세지는 것이다. 당신도 힘차게 정액을 뿜어내기를 원한다면 다음의 훈련을 따라 해보자.

 - 하루에 최소한 300회를 하고 점차 늘려서 파워젤크를 실시한다.
 - 매일 고환에 건강마사지를 해준다.
 - 매일 괄약근 운동을 한다.
 - 최소한 1주간은 사정을 참는다. 사정횟수를 주당 최대 3회로 제한한다.
 - 20분 이상의 자극을 거쳐 절정에 도달하도록 한다.
 - 오르가즘에 도달하면 긴장을 풀고 자연스럽게 정액을 뿜어준다.

02
조루 탈출 방법

(1) 정신적 방법

 보편적으로 남성들이 사정을 늦추기 위해서 전혀 엉뚱한 생각을 한다. 이것은 가장 기본적인 방법이며, 이밖에 주의력을 분산시키는 가장 효과적인 방법이 있다. 우선 자신의 머리 위에 붉은 원반이 있고 허리에는 노란 원반이 있다고 상상하자. 그리고 두 개의 원반이 서서히 가까워지면 가슴 주위에 주황색 원반이 생겨난다고 생각하면 된다.

(2) 애무적인 방법

 여성은 전희와 애무를 통해 성적쾌감의 극치에 도달하지만, 남성은 별로 자극하지 못함에서 착안한 것이다. 즉 애무를 길게 하고 삽입의 순간을 최대한 늦추는 것이다. 이때 조심해야 할 것은 애무시간을 길게 끌지 말아야 한다. 한마디로 여성은 애무를 통해 흥분의 절정에 도달하면 페니스 삽입을 간절히 원하기 때문이다. 따라서 애무로 달아오른 여성에게 삽입 타이밍을 맡겨야 한다. 그래야 불과 3~5분간의 피스톤 운동으로도 여성에게 쾌락을 선사할 수 있다.

(3) 삽입적인 방법

삽입 후 9천1심(九淺一深)법으로 사정을 늦출 수가 있다. 즉 처음에는 9번을 얕게 삽입하고 한번은 깊게 삽입하는 것을 말한다. 그런 후 또다시 3번을 얕게 삽입하고 한번을 깊게 삽입하면 된다. 이처럼 강도와 횟수를 머릿속으로 계산하면서 피스톤운동을 한다면 남자는 다른 곳에 집중함으로써 사정을 늦출 수 있고, 여성은 오르가즘으로 무아지경에 빠져 최고의 쾌감을 맛볼 수 있다.

(4) SS테크닉적인 방법

시먼스라는 비뇨기과 의사에 의해 개발된 훈련법으로 멈췄다가 시작하는 테크닉이다. 이것은 심한 조루증상을 치료하기 위한 치료훈련인데, 전적으로 여성의 주도로 행해져야 한다. 이 훈련법은 다음의 요령을 잘 숙지해야만 한다.

여성이 남편의 페니스를 삽입했다가 빼는 동작을 반복해준다. 이때 남편이 긴장을 풀고 쾌감을 즐길 수 있도록 배려한다. 그러던 중 사정이 가까워지는 것을 느끼는 순간 조심스럽게 밀치듯 하면서 몇 초간 자극을 중단해야 한다. 즉 사정을 가볍게 억누르면서 동시에 발기상태를 유지할 수 있을 정도면 된다. 이때 남성의 발기를 유지해주기 위해서는 성기 이외를 자극적으로 애무하는 것이 좋다.

 만약 사정감이 없어졌다면 잠시 쉬었다가 성기에 자극하면서 삽입행위를 계속한다. 그러다가 사정이 될 것 같으면 또다시 자극을 멈추는 것을 3~4회 반복한 뒤에 사정하도록 하면 부부가 함께 오르가슴을 느낄 수 있다.

 소요되는 시간은 15분 정도인데 1회에 3차례씩 계속하며, 1주일에 2~3회씩 시행하면 효과적이다. 이 방법에서 반드시 지켜야 할 것은 '중단-시작'을 반복하다가 마지막 단계에서 절대로 사정하지 말아야 한다.

 이 테크닉은 여성의 손 애무가 주 역할인데, 이때 페니스에 바셀린오일 등을 바르면 좋다. 또 샤워를 할 때도 비누를 바른 상태에서 수축과 이완을 반복시켜 쾌감을 진전시키다가 멈추는 동작을 반복하면 된다. 처음 체위는 여성상위가 바람직하지만 차츰 나아지면 남성상위로 변화시켜주면 된다. 이 테크닉에서 가장 중요한 것은 부부 간의 커뮤니케이션이다.

(5) 자신감도 방법 중의 하나

 롱 섹스를 누리는 부부들은 복 받은 사람이다. 보편적으로 사람들은 짧고 별 볼이 없는 섹스를 경험한다. 따라서 이것을 극복해야 한다는 것은 오랫동안 사람들이 생각해온 희망이었다. 더구나 스트레스, 신체적 피곤, 술, 신경흥분제 복용 등은 섹스의 시간을 짧게 해준다. 하지만 주변 환경의 변환 즉 잘생긴 파트너, 새로운 섹스파트너의 등장 등등으로 동일한 사람일지라도 사정시간의 변화가 다를 수가 있다. 그렇지만 무엇보다 중요한 것은 당당한 자신감과 용기이다. 파트너의 협력으로 SS 테크닉이 단련된다면 언제든지 고개든 남자가 될 것이다.

(6) 음경단련 방법

약물을 사용하지 않고 자생으로 발기력감퇴를 막을 수 있는 음경단련법이 있다. 이 단련법을 하루에 10분씩 연마한다면 변강쇠가 따로 없을 것이다.

1) 음경을 살살 문지른다.

이 방법은 언제 어디서나 가능하다. 문질러서 예민해지는 곳은 여성의 외음부, 클리토리스를 효과적으로 자극하면 된다. 방법은 엄지손가락을 제외한 네 손가락의 안쪽부분을 치골에 가지런히 대고 손가락이 피부에 밀리지 않도록 고정시킨다. 그다음 치골을 중심으로 주변을 시계방향으로 점점 넓게 뜨거운 온기가 발산할 때까지 비벼주면 된다.

2) 두드리면 강해진다.

항상 고개를 숙이고 있는 남자를 위해서 먼저 쉴 새 없이 페니스를 두드리면 된다. 방법은 페니스의 귀두를 두드리면 인대와 귀두해면체 조직이 강화돼 발기력과 지속력에 효과적이다. 발기시킨 후 귀두의 위쪽과 아래쪽을 탄력 있게 두들긴다. 이때 괄약근을 조였다 풀어주다 하면 된다.

3) 음경을 주무른다.

보편적으로 남자들은 잠들기 전 이불 속에서 무의식적으로 자신의 성기를 만진다. 이런 행위는 음경의 신경과 혈관을 활성화시켜 성기능을 강화시켜 준다. 방법은 편안한 자세로 누워서 음경의 뿌리를 잡고 힘껏 누른다. 그러면 귀두에 혈액이 동시에 몰려 팽창된다. 이와 동시에 괄약근 조이기를 실시한다. 이 상태로 2~3초간 멈춘 다음 괄약근을 풀면서 페니스를 잡고 있던 손을 놓는 행위를 반복하여 실시하면 된다.

4) 성기는 차가워야 한다.

예로부터 고개 숙인 남자를 확실히 일으켜 세우는 방법으로 냉수마찰 단련법이 있다. 음낭과 음경의 두쪽 아래에 실로 꿰맨 것처럼 보이는 선을 목표로 이곳을 집중적으로 냉수마찰 하면 된다. 이것은 고환기능까지 활성화시켜주는 파워 페니스 단련법이라고 할 수 있다. 한 번으로 끝내지 말고 지속적으로 행하는 것이 발기를 오랫동안 유지시킨다.

03

조루에 좋은 베스트 영양소

(1) 아연과 셀레늄을 많이 섭취하자

아연과 셀레늄은 남성 호르몬의 분비를 촉진시키기 때문에 섹스 미네랄로 지칭되고 있다. 아연은 정액의 일부를 구성하고 또한 정자활동을 활발하게 해준다. 즉 사정할 때 정자를 분출시키는 연동운동을 담당하고 있다. 아연이 많이 함유된 음식은 굴, 장어, 게, 새우, 호박씨, 콩, 깨 등이다. 셀레늄 역시 항산화 효과가 있는 노화방지 미네랄 중의 하나다. 셀레늄이 많이 함유된 음식은 고등어처럼 등 푸른 생선, 굴을 비롯해 마늘, 양파, 깨, 버섯, 콩 등이다.

(2) 아르기닌은 발기력의 원동력

아미노산의 일종인 아르기닌을 많이 먹으면 발기력이 향상된다. 아르기닌은 정액의 구성성분으로 혈관을 확장시켜 발기에 중요한 작용을 담당하는 산화질소의 원료이기도 하다. 아르기닌을 꾸준히 복용하면 성장 호르몬의 분비가 촉진되어 정력에 좋다. 아르기닌이 함유된 음식은 마, 깨, 굴, 전복 등이다.

(3) 혈관질환의 원흉 지방섭취를 줄이자

정력은 곧 발기를 말하는데, 발기와 가장 밀접한 것은 혈관이다. 혈관질환의 원흉 중 하나가 바로 지방이다. 따라서 건강을 유지하기 위해서는 지방섭취를 줄여야 한다. 즉 지방이 혈관노화의 주범으로 알려지면서 아예 지방을 섭취하지 않는 사람들도 있다. 하지만 콜레스테롤 수치가 너무 낮은 것도 건강에 문제가 된다. 이것은 정력에 중요한 남성 호르몬이나 DHEA와 같은 스테로이드 계열의 호르몬이 콜레스테롤에서 만들어지기 때문이다. 한마디로 지방이라고 무조건 나쁘다는 것이 아니다. 왜냐하면 생선에 들어 있는 지방과 식물성 지방은 불포화 지방산으로 혈관을 건강하게 만들어주기 때문이다. 그렇지만 단점으로는 칼로리가 높아 비만의 우려가 있어서 섭취량을 조절해야만 한다.

(4) 혈액순환엔 하루 한두 잔 레드와인이 최고

남성 정력의 상징인 발기에 결정적인 역할을 담당하는 것은 혈액순환이다. 한마디로 발기가 잘 되려면 음경의 혈액순환이 원활해야만 된다. 따라서 혈액순환에 좋은 음식은 마늘, 양파, 부추이며, 혈액응고를 억제하는 비타민E를 많이 함유된 식품은 땅콩, 아몬드, 잣, 장어, 해바라기 씨, 콩기름, 꽁치 등이 있다. 또 하루 한두 잔 정도 레드와인을 마셔도 혈액순환을 원활케 해 심혈관 질환을 예방하면서 발기에도 좋다. 레드와인은 항산화 성분이 풍부하다.

(5) 비타민과 항산화제를 섭취하라

 비타민은 건강증진과 노화방지에 효과가 있기 때문에 정력증진에도 유익하다. 따라서 항산화효과가 있는 비타민 C, E, A, 베타카로틴, 코엔자임Q10, 아스타산친 등을 섭취하면 해결된다. 비타민 C는 키위, 오렌지, 토마토, 딸기 등에 많이 들어 있고, 베타카로틴은 당근과 녹황색 야채, 노란색 과일에 많이 들어 있으며, 비타민 A는 생선과 동물의 간, 달걀노른자, 우유, 치즈 등에 많이 들어 있다. 비타민 B1은 돼지고기, 콩, 현미 등에 많고 비타민 B2는 우유, 요구르트, 치즈 등에 많다. 코엔자임 Q10과 아스타산친은 에너지 대사를 증진시켜 혈관을 건강하게 하면서 정력에도 도움을 준다. 코엔자임 Q10은 등 푸른 생선, 현미, 계란, 땅콩, 시금치 등에 많다. 아스타산친은 새우, 연어, 게 등에 많다.

(6) 항상 적게 먹어라

 섹스 직전 과식은 금물. 무엇이든지 과식을 하면 성적욕구가 떨어지고, 아울러 음식을 소화시키느라 에너지가 많이 소모되어 쉽게 지친다. 따라서 소식(小食)은 성 기능 및 노화방지에 매우 중요한 습식이다.

04

조루를 예방하는 음식

◆ 장어

1) 고혈압, 비만, 항암효과를 비롯해 노화방지, 피부미용에 좋다.
2) 허약체질, 조루, 대하, 하혈, 토혈에 좋다.
3) 폐가 약해 기능장애가 있거나 폐암에 걸렸을 때 좋다.
4) 각종 기생충으로 위장이 아프거나 신물을 토할 때 좋다.
5) 대변 시 하혈, 가혈 등으로 기력을 쇠퇴하거나 빈혈일 때 좋다.
6) 치질, 치루 등이나 풍기로 마비증상일 때 좋다.
7) 시력감퇴나 기력회복을 필요로 할 때 좋다.

◆ 민물자라

1) 단백질, 지방산(다량의 불포화 지방산), 수 종류의 미네랄과 비타민 함유.
2) 어혈을 풀어주고 근육을 이완시킨다.
3) 가슴 열로 답답하고 갈증이 나는 현상을 제거한다.

4) 여름철 학질을 치료한다.

5) 피로회복에 좋다.

◆ 복분자

1) 남성의 신기부족 개선, 성기능 개선에 좋다.

2) 항암작용, 장내 유해 세균억제, 뇌신경세포사멸억제, 치매, 중풍에 좋다.

3) 퇴행성관절염, 방광계, 방광염에 특효다.

4) 기운을 돕고 머리털을 검게 하며 눈을 밝게 해준다.

3장

음식으로 정력을 향상시키는 방법

01

섭식으로 정력 강화

◆ **식습관으로 정력증진**

 혈관질환의 원흉은 바로 지방의 과도한 섭취 때문이다. 또한 혈관에 문제가 생길 정도로 콜레스테롤을 너무 많이 섭취하는 것이나 너무 적게 섭취하는 것도 문제가 된다. 한마디로 지나친 육식이나 채식 섭취도 정력을 감퇴시킨다.

 따라서 남성 호르몬의 분비를 촉진시키는 미네랄을 많이 섭취하면 이런 문제들이 해결된다. 즉 아연은 전립선에 많이 모여있기 때문에 정액의 일부와 정자의 활동을 활발하게 해준다.

 또한 사정할 때 정자를 밖으로 내보내는 연동운동을 향상시키는 역할도 한다. 아연이 많이 함유되어 있는 음식으로는 굴, 장어, 게, 새우, 호박씨, 콩, 깨 등이 있다.

◆ **혈액순환에 도움이 되는 식품을 섭취하자**

 비타민 E가 많은 땅콩, 잣, 장어, 꽁치 등은 혈액응고를 억제시키고, 하루 한두 잔의 알코올 섭취는 혈액순환을 원활하게 해주기 때문에 심혈관 질환 예방과 함께 발기에 도움이 된다. 알코올은 가능한 한 항산화 성분이 풍부한 레드와인이 좋다.

 아미노산 아르기닌은 성장 호르몬인 노화방지호르몬의 분비를 촉진시킨다. 따라서 아르기닌이 많이 함유된 음식을 지속적으로 섭취하면 성장 호르몬의 분비가 촉진되어 신체의 활력과 함께 정력까지 향상된다. 아르기닌이 많이 함유된 음식은 마, 깨, 꿀, 전복 등이다.

◆ 항산화제를 많이 섭취하자

 무엇이든지 많이 먹는 것은 건강에 유익하지 않다. 예를 들면 식사량이 많으면 성욕이 저하되고 소화를 시키기 위한 에너지가 많이 소모되기 때문에 쉽게 지친다. 따라서 평소 소식을 하는 습관이야말로 성기능 저하와 노화방지에 중요하다. 특히 섹스 직전의 과식은 좋지 않기 때문에 삼가야 한다. 그 대신 항산화제가 많이 함유되어 있는 음식을 골고루 섭취하면 된다. 정력을 향상시키는 음식은 멀리 있는 것이 아니라 바로 여러분 곁에 있다. 즉 누구나 주변에서 접할 수 있는 음식들을 적정량만큼 먹는 것이야말로 정력증진의 비결이다.

02

나이에 알맞은 정력보강 추천음식

20대들의 롱 타임을 위한 최고의 식품

달걀요리

20대 남편들 대부분은 빨리 흥분하고 정열적이지만 그만큼 아내들에겐 실망스럽다. 다시 말해 아내가 오르가즘의 맛을 채 느껴보기도 전에 엔딩을 선언하기 때문이다. 따라서 젊다는 것이 무조건 좋은 것만은 아니다. 사람이 흥분하거나 긴장할 때 가장 먼저 소진되는 것이 바로 비타민 B다. 그래서 달걀을 권하는데, 달걀엔 비타민 B가 풍부해 침대 위의 남자를 차분하게 진정시킴과 동시에 성급한 사정을 막아준다. 요리는 프라이, 삶은 달걀, 스크램블드 등 어떤 것이든 괜찮다. 새 신부들이여! 노련미 없는 20대의 귀여운 남편과 롱 타임을 원한다면 아침 식탁 위에 꼭 달걀요리를 올려라.

바닐라 아이스크림

침대 위에서 20대들의 인내심과 담대함을 비롯해 지구력까지 길러주는 최상의 음식이다. 아이스크림에는 다량의 칼슘과 인이 포함되어 있다. 두 가지 미네랄은 남자 근육에 에너지를 저장시켜주고 성욕까지 부추긴다. 아이스크림 한 컵에는 200mg의 칼슘이 들어 있다. 미국 시카고의 후각미각 치료연구재단의 연구결과에 따르면 남자들이 바닐라 향을 맡을 때 안정감을 느끼기 때문에 섹스 때 불안감과 발기부전을 예방해준다고 한다.

30대들의 테크닉 있는 섹스를 위한 최상의 식품

간

연구 결과에 따르면 30대 남성이 매일 다량의 비타민 A를 섭취하면 정자수가 많고 훨씬 더 강렬한 섹스라이프를 즐길 수 있다고 한다. 이와 반대로 비타민 A가 부족하면 정자수가 급격하게 감소한다. 따라서 비타민 A를 섭취하기 위해서는 간 요리를 먹으면 된다. 동물의 간에는 아연이 풍부하며, 남자들이 한번 사정할 때마다 5mg의 아연이 소비된다.

복숭아

항상 새롭고 감각적인 섹스를 추구하는 아내라면 사랑하는 남편을 위해 차갑게 얼린 복숭아(또는 복숭아 통조림)를 준비하라. 즉 비타민 C가 부족한 남성은 정자의 질이 떨어져 건강한 2세를 가질 수가 없다. 미국 텍사스대 연구결과에 의하면 비타민 C를 하루에 최소 200mg 이상 섭취하는 남성은 보통 남성들보다 정자수가 훨씬 많다고 한다. 특히 비타민 C는 정자들이 서로 뭉치는 것을 방지해주기 때문에 난자에 도달할 확률이 더 높다고 한다. 복숭아를 금방 먹지 말고 슬라이스로 썰어서 냉장고에 보관해두면 비타민 C가 더더욱 풍부해진다. 복숭아 슬라이스 한 컵에는 성인이 하루에 필요로 하는 비타민의 2배가 함유되어 있다.

40대의 잃어버린 힘과 감각을 되찾는 최상의 식품

블루베리

발기가 쉽지 않는 40대 중년들에게 블루베리가 최상이다. 블루베리는 자연이 선물한 천연 비아그라이며, 몸속에서 쉽게 녹는 섬유소가 있어 콜레스테롤이 혈관 벽에 쌓이는 것을 막아준다. 더구나 혈관수축을 막고 혈액순환을 원활하게 해주기 때문에 20대 못지않은 강한 발기가 가능하다. 블루베리를 일주일에 3~4회 이상 먹으면 중년의 남편이라도 잠자리에서 파워풀한 성행위를 기대할 수 있다.

스테이크

　오늘밤이라도 당장 남편과 식어버린 사랑의 불을 지피길 원한다면 근사한 양식집에서 스테이크를 주문하라. 단백질이 매우 풍부한 스테이크는 뇌에 필요한 호르몬인 도파민과 노르에피네프린 수치를 높여 더욱 감각적인 섹스를 즐길 수 있도록 해준다. 또한 스테이크에는 아연이 풍부하다. 아연은 인체의 각성 작용을 방해하는 성호르몬 프로락틴의 생산을 감소시켜 성욕을 높여준다. 한마디로 붉은 쇠고기를 즐겨 먹으면 남성 호르몬인 테스토스테론의 분비가 증가되고, 성기의 혈액순환을 방해하면서 정력을 감퇴시키는 SHAG의 생산을 억제시킨다.

03
여자의 매력을 돋우는 묘약

회향주
뇌신경 과로 때문에 비만해지고 불면증으로 항상 피곤하며, 손발이 냉하고 월경이 고르지 못하며, 생리통과 성교 때 오르가즘을 느끼지 못하는 여성들에게 회향주가 최고다. 만드는 법은 소회향 150g에 소주 1.8ℓ를 붓고 냉암소에 15일 정도 보관하면 된다.

칠보미염단
화색이 없고, 혈액순환이 원활치 못해 손발이 저리거나 피부가 거칠며, 머리카락에 윤기가 없고 음수가 적어 성교 때마다 쾌감보다 통증이 심한 여성들에게 좋다. 처방은 토사자, 파고지, 구기자, 당귀, 복령, 우슬, 하수오 등으로 알약을 만들어 복용하면 된다.

양귀비소욕분
양귀비와 같은 명기를 만들어 준다는 좌욕탕제를 말한다. 중국한방비법에 보면 '질을 조여 생고무처럼 탄력을 되찾게 하면서 향기와 색조의 품성을 회복한다'고 되어 있다. 다시 말해 출산을 거듭한 여성도 처녀처럼 회복된다는 것이다. 처방은 울금, 아출, 연화 분말 각 3g을 따뜻하게 데운 우유 1.8ℓ에 타서 좌욕하면 된다.

두충요화

불감증은 아니지만 절정의 문턱에서 항상 좌절하거나, 유전적으로 모계의 영향을 받아 쾌감을 느끼지 못하거나, 성교 후 허리가 아프거나, 소변이 잦고 무릎에 힘이 없거나, 냉이 심한 여성들에게 효과적이다. 처방은 돼지 콩팥 1개에 두충 60g을 넣고 술을 약간 타서 끓이면 완성된다. 복용은 2~3일간 분복하면 된다.

발사백과

발성 강정제로 알려져 있으며, 평소 일정 기간 복용하면 성감을 높이고, 소변빈삭, 대하증을 치료한다. 만드는 방법은 프라이팬에 돼지기름과 설탕을 넣어 끈끈한 상태일 때, 살짝 삶아서 녹말을 입힌 은행을 넣고 적당히 볶으면 완성된다. 1일 10알을 씹어서 먹으면 된다.

04
매일 밤 변강쇠로 둔갑시키는 식품

해바라기 씨
노화를 방지해주는 비타민 E가 풍부하게 들어 있다.

시금치와 콩
피부 세포의 노화와 거칠어진 피부를 회복시켜준다.

포도주스
심장병과 발작을 예방해주고 중년 남성의 피부 처짐에도 좋다.

고구마
햇빛으로부터 남자들의 피부 노화를 막아준다.

치즈
치아를 건강하게 유지시키고 강하게 해준다.

05
질이 좋은 강정식품

근거 없는 동물성 강정식품

 근거도 없이 구전으로 전해져 오는 강정식품을 믿어도 될까? 우리 주변에는 여러 가지 동물성 강정식품이 난무하고 있다. 예를 들어보면 뱀, 자라, 도마뱀, 개구리, 물개 등을 비롯해 심지어 어린 사내아이의 오줌까지도 정력제라고 한다. 홍콩에서 가장 잘 팔린다는 강정주로 삼편주가 있는데, 이것은 세 가지 동물의 수컷 생식기를 말린 것이 원료라고 한다.
 위에 나열한 동물성 식품들은 그 나름대로 영양분을 지니고 있기 때문에 먹으면 그만큼 칼로리가 섭취된다는 것은 알 것이다. 하지만 이것들이 어떤 신통한 작용이 있는가에 대해서는 전혀 알 수가 없다.
 한마디로 먹어서 효과가 있다는 것을 증명하기 위해서는 확실한 임상실험이 필요한데, 어찌 경험담만으로 효과를 증명한다는 것은 위험천만이다. 특히 동물성 식품은 성분이 호르몬 계통이나 복잡한 단백질 등으로 만들어졌기 때문에 과학적으로 증명하기란 매우 어렵다. 그렇지만 동물성 강정제들이 무조건 효과가 없다고 제외시킬 근거도 없다. 더구나 이런 식품들은 보편적으로 비싸고 구하기 힘들기 때문에 찾는 사람들이 많지도 모른다. 또 다른 이유는 이렇다 할 부작용이 없다는 것과 심리작용으로 무언가 효력이 있기 때문에 백년 천년을 두고 전해 내려오는 것이라는 긍정적인 생각 때문이다. 차라리 값싼 돼지고기나 닭고기를 사서 가족 전체가 꾸준하게 섭취하면 오히려 가족의 건강관리에 더 좋지 않을까 하는 생각이 앞선다.

육식과 채소의 균형 있는 섭취가 필요

 과식하지 않고 적당한 육식의 섭취는 스태미나의 원천이 된다. 그러나 지나친 육류 섭취는 도리어 성인병의 원인이 되고 정력을 감퇴시키는 결과를 초래한다.
 동양인들은 서양인들보다 인체구조상 창자의 길이가 길기 때문에 채식이 알맞다. 그렇기 때문에 지나친 육식은 소화과정에서 독소가 발생해 건강을 해치고 결국 정력까지 감퇴된다. 또한 육식으로 인해 노폐물과 독소가 혈액을 혼탁시켜 당뇨병, 동맥경화증, 신경통, 기능 장애 등을 일으킨다.
 비근한 예로 우리나라의 식생활이 윤택해지면서 육류를 많이 먹을수록 좋다는 잘못된 생각 때문에 심지어 초등학생 중에도 이상비만증과 고지혈증으로 동맥경화가 발생하고 있다. 육식을 많이 하면 혈액이 산성화되고 그 자극으로 섹스에 대한 욕구가 강해진다고 한다. 폐결핵 환자가 성욕이 강하다는 것도 역시 혈액의 산성화에 의한 것이다.

특히 육류에는 섬유질이 없기 때문에 변비가 발생한다. 이에 따라 대변이 오랫동안 창자 속에 쌓이게 되면 독소가 몸속으로 흡수되어 노화와 정력 감퇴를 일으킨다. 이런 단점을 보완하기 위해서는 육식과 함께 많은 분량의 채소를 동시에 섭취해 음식의 균형을 맞춰야 한다.

마늘은 자연 정력제

마늘은 강정, 강장 작용을 하기 때문에 건강에 좋다는 것은 누구나 알고 있는 사실이다. 우리나라 단군신화에 마늘이 나오는 것을 보면 우리 민족은 옛적부터 마늘과 인연이 있었다는 것을 알 수가 있다.

그러나 아무리 건강에 좋은 약일지라도 지나치게 섭취하면 건강을 해친다. 예를 들면 마늘을 너무 많이 섭취하면 시력이 나빠진다. 또한 옛날부터 마늘과 개고기를 함께 먹지 말라고 했는데 현대인들은 보신탕에 마늘을 곁들여 먹고 있다.

마늘은 살균, 정장, 백일해, 폐결핵, 마른버짐 등에 효과가 있다. 특히 마늘성분과 B1이 결합되면 TPD라는 지속형 활성 비타민으로 변하기 때문에 비타민 B1의 흡수율이 좋다. 우리 나라 사람들은 항상 마늘을 양념으로 먹고 있기 때문에 자신도 모르게 섭취하고 있는 셈이다. 마늘을 섭취하는 방법 중 꿀과 함께 가열하여 으깨서 매일 먹어도 좋고, 식초와 소금물에 담가 장아찌를 만들어 먹어도 된다. 장아찌는 식욕을 돋워주고 위장의 소화기능을 증진시켜준다. 이밖에 소주에 마늘을 넣어서 마늘주를 만들어 먹는 것도 좋은 방법이다.

 그렇지만 한 번에 먹는 분량은 깐 마늘 2~3개 정도면 족한데, 그 이상 섭취하면 오히려 자극성으로 인해 시력과 위장이 약해지고 빈혈까지 일어날 가능성이 많다. 이밖에 마늘의 다른 효능은 심장병을 예방하고 심장기능을 튼튼하게 하는 작용도 있으며, 마늘 즙을 피부의 마른버짐에 문질러 바르면 완치된다.

대추는 침실에서의 묘약

 대추에 인삼을 넣어 달인 물을 음용하면 위장을 보호해주고 원기가 없는 빈혈에 좋다. 한약을 달일 때 항상 대추를 넣는 것도 모든 약과 잘 어울리기 때문이다. 다시 말해 약의 부작용을 막아주면서 약리작용으로 위장이 상하는 것을 막아준다.

대추는 영양분이 풍부하여 오래 복용하면 위장질환, 빈혈, 전신쇠약, 불면증 등에 효과가 있으며 체력까지 향상시킨다.

대추는 예로부터 침실의 묘약이라고 한다. 즉 대추를 달인 차에 꿀을 섞으면 강장, 강정 작용을 하기 때문이다. 대추의 장점은 아무리 많이 먹어도 부작용이 전혀 없다. 특히 신경이 날카롭고 히스테리가 있는 여성은 대추 10개, 감초 3g, 밀 10g에 물을 넣어 달여서 마시면 해결된다. 이 처방의 이름은 그 유명한 감맥 대조탕이다.

대추 10개에 파의 흰 밑동을 물에 넣고 달인 후 취침 2시간 전에 마시면 숙면에 좋고, 몸살 기운까지 멈추게 한다. 대추는 강장제임과 동시에 노화예방에도 좋다. 만드는 방법은 대추 200g, 설탕 200g(또는 꿀)에 소주 1ℓ를 넣은 후 약 2개월쯤 두면 된다. 복용방법은 하루에 소주잔으로 반 잔 정도부터 시작하여 익숙해지면 한 잔 정도로 늘리면 된다. 좋은 약술이라고 한꺼번에 많이 섭취하면 도리어 좋지 않다.

이밖에 대추를 살짝 수증기로 쪄서 햇볕에 말리거나 생으로 말려도 좋다. 대추에는 당분, 유기산, 점액질 등 여러 가지 성분이 함유되어 있지만 약효를 나타내는 성분은 정확하게 밝혀내지 못하고 있다.

땅콩은 남성의 정력제

땅콩에는 지방과 단백질이 각각 50%나 들어 있고 비타민 B1, C, E 등과 미네랄이 풍부하다. 땅콩의 원산지는 브라질이지만 북미를 거쳐 프랑스, 중국, 우리나라로 전파되었다. 우리나라는 땅콩이 중국에서 왔다고 해서 호콩, 남경두라고도 부른다. 중국 사람들 역시 땅콩이 스태미나에 효과가 있다며 장생과나 화생이라고도 한다. 이들은 과자를 만들 때도 모두 낙화생 기름을 사용한다. 더구나 땅콩을 대수롭게 생각하는 우리나라 사람들과는 달리 미국이나 중국에서는 영양식 재료로 많이 사용한다.

하지만 땅콩을 많이 먹으면 여드름이 많이 생기는데 그만큼 지방분이 많다는 뜻이며 정력제가 된다는 의미다. 노인들이 땅콩을 찧어서 물을 넣고 죽처럼 끓인 후 설탕과 소금을 넣어서 복용하면 변비가 사라지면서 피부가 윤택해진다.

땅콩을 보관할 때 습한 곳에 두면 곰팡이가 생기기 때문에 주의해야 한다. 과거 영국의 칠면조 사육장에서 곰팡이가 생긴 땅콩을 사료로 주었다가 수만 마리가 전멸했다는 기록이 있다. 그만큼 땅콩에 생긴 곰팡이는 독성이 강하다.

땅콩을 속껍질 채 소금물에 담갔다가 그대로 씹어 먹으면 소화가 잘 된다. 또 땅콩을 겉껍질 채로 찜통에 넣어 수증기로 쪄서 먹어도 좋다.

더덕은 산속의 정력제

산나물 중 도라지와 더덕은 우리나라 특산물로 모두 초롱꽃과에 속하는 식물이다. 더덕은 고려시대에 쓰인 『해동역사』를 보면 나물로 먹었다는 기록이 있다. 이두글자로 더덕을 '가덕'이라고 적었다.

더덕은 도라지보다 향기롭고 살이 연하기 때문에 도라지나물보다 훨씬 귀하다. 더덕을 이용한 요리는 더덕구이, 더덕무침, 더덕장아찌 등이 있다. 더덕뿌리 중 몸이 매끈하고 쭉 빠진 것을 수컷이라 하고 통통하면서 수염이 많이 달린 것을 암컷이라고 하는데 요리에는 수컷이 인기가 더 있다.

우리나라는 더덕을 다른 말로 사삼이라고 부르고 일본은 잔대를 사삼이라고 한다. 사삼은 위를 튼튼하게 보호하고 남자의 정력제가 되며 폐가 약한 사람에게 효과적이다. 특히 기관지염, 월경불순에도 효과가 있으며, 성분은 인삼이나 도라지처럼 사포닌 화합물이 함유되어 있다.

마(산약)는 중년들의 활력보강제

보편적으로 일식 집에 가면 먼저 강판에 간 마가 나오는데, 간장을 약간 쳐서 마시면 담백한 맛과 입안의 감촉이 좋다.

마의 중국 이름은 '서여'인데 당나라 때 임금의 휘자가 '여'라고 해서 '서약'이라고 고쳐 부르다가 송나라 영종의 휘자가

'서'였기 때문에 '산약'으로 불렸다는 고사가 있다. 마는 재배도 하지만 산에서 나는 야생종이 훨씬 약효가 더 좋다. 약용으로 사용하는 부분은 뿌리지만 잎사귀 옆에 돋아나는 콩알 같은 것을 '영여자'라고 하여 역시 약용으로 사용된다.

『동의보감』에 '마의 뿌리는 허하고 지친데 좋으며 여윈 것을 고치고 오로칠상을 보해주니 뿌리를 채취해 쪄서 먹든지, 죽을 쑤어 먹어도 좋다.'고 기록되어 있다. 마의 성분을 분석해 보면 전분, 당류(포도당, 과당, 설탕), 점액질(무친), 글루코사민, 타이로신, 로이신, 글루타민산, 아르기닌, 디아스타제 등이 함유되어 있고 특히 디오스포닌이라는 사포닌이 있어 동맥경화증에도 좋다. 이중에 아르기닌이라는 아미노산은 세포의 신진대사와 증식에 필요한 신경세포의 영양분이다. 이것은 정력 증강에 유효하고 비타민 A, B, C가 들어 있고 빈혈에 효과적이다.

마는 가능한 한 생즙으로 갈아서 먹는 것도 좋지만 싫어하는 사람들은 죽을 만들어 먹으면 된다. 이밖에 발육기에 있는 어린아이들의 영양제로도 최고이다.

음양곽은 정력제의 황제

옛날부터 정력제로 통하는 최음제로 이름을 떨치고 있다. 이것은 남성의 정액분비량을 많게 해주는 작용을 해주기 때문이다. 음양곽이란 이름은 염소가 잎사귀를 먹고 하루에 백 번의 일을 치렀다고 해서 붙여졌다. 즉 '음탕한 염소의 풀'이란 뜻이다.

 음양곽은 가지 셋에 잎사귀가 아홉 개 달린 삼지구엽초를 말린 것으로 건재상에서 쉽게 살 수 있다. 약용은 잎사귀와 줄기를 말린 것인데, 복용은 하루에 4~12g 정도를 달여 먹거나 술에 담가 마시면 된다.

 선령비주는 소주 1ℓ, 음양곽 60g, 복령 30g, 대추 적당량, 꿀 100g을 넣어 한 달쯤 두면 된다. 이것을 매일 저녁 소주잔으로 1~2잔 정도 마시면 임포텐츠가 치료되고 정력까지 생긴다. 물론 정확한 강정작용을 하는 성분이 밝혀지지 않았지만 에피미딘, 마그노플로린, 이카라인 등의 성분으로 분석되고 있다.

『동의보감』에 '보요슬, 장부절양불기, 여인절음무자, 노인혼모, 중년건망, 치음위, 장부구복령유자(허리와 무릎 쑤시는 것을 보하며, 남자가 양기가 부족하여 일어나지 않는 경우, 여자의 음기가 부족하여 아기를 낳지 못할 경우, 노인의 망령, 중년의 건망증, 음위증 등을 고치며 남자가 오래 장복하면 아이를 낳게 할 수 있다)'라고 기록되어 있다.

미나리와 샐러리는 양정과 익기에 즉효

과거와 달리 반찬가게에서 미나리를 흔히 볼 수가 없다. 사람들의 식성이 변해서 찾는 사람이 없어서 그럴 것이다. 하지만 산천과 시대가 변해도 없어서는 안 될 채소다.

미나리과 식물에는 미나리 외에도 약초가 많다. 예를 들면 당귀, 백자, 전호, 시호, 천궁, 강활, 방풍, 회향 등등이다. 미나리는 비타민 B, C, 정유, 플라본 등을 함유하고 있는데, 양정, 익기, 영인비건, 이소편, 이대소양(정력을 기르며 원기를 더해주고 살을 찌개하며, 소변을 잘 나오게 하고 뱃속을 편하게 만든다) 등의 약효가 있다.

향긋한 맛이 식욕을 증진시키며 감기가 오려고 할 때 산뜻한 미나리 국으로 몸을 훈훈하게 해주면 땀이 나면서 몸살이 사라진다. 한방에서는 미나리가 황달에 효과적이라고 한다. 그리고 열병을 앓고 난 다음 미나리를 달여 마시거나 미나리의 물을 먹으면 회복이 빠르다. 특히 폐, 위, 장 등에 울혈이 되어 열이 있을 때 잇몸에서 피가 나오거나 코피가 나오는 경우가 있다. 이럴 때 미나리로 생즙을 내서 마시면 즉효다. 이밖에 각혈이나 토혈에도 지혈을 시켜주고, 겨울철 몸이 찬 사람은 말린 미나리를 헝겊주머니에 넣어 목욕물에 넣은 후 그 물에 몸을 담그면 좋다.

한편 양식을 먹을 때 샐러리가 나오는데 씹으면 아작아작하고 냄새가 향긋하다. 샐러리는 서양 미나리로 비타민 A1, B1, B2, C, 칼슘, 인 등이 많이 함유되어 있는 채소이다. 이것을 생식하면 식욕이 증진되고 변비가 사라진다. 야채주스를 만들 때도 샐러리가 중요한 몫을 차지하고 있다.

당근은 회춘의 채소

옛날 우리나라에서는 당근의 독특한 향기를 싫어해 사람들이 별로 먹지 않았다. 하지만 당근은 녹황색 야채 중에서 최고이다. 영양학적으로 적절한 섭취는 매일 채소를 300g 정도 먹어야 하며, 녹황색 채소와 담색 채소를 절반씩 섞어서 먹으면 좋다. 여기서 녹황색 채소란 카로틴이 1000I.U. 이상 포함되어 있는 당근, 호박, 시금치 등을 말한다. 카로틴은 체내로 들어가면 비타민 A로 변화된다. 특히 비타민 B2복합체가 많이 들어 있는데, 비타민 B2는 당질, 단백질, 지질 등의 대사로 인해 에너지를 발생시키는 과정에서 매우 중요한 역할을 담당하는 물질이다. 만약 비타민 B2가 결핍되면 성장이 멈추고 피부염, 탈모증을 비롯해 항문에 염증이 발생한다.

녹황색 야채에는 철분, 칼슘 등의 미네랄 성분도 많이 들어 있어 빈혈과 체액의 산성화를 예방한다. 특히 당근을 평상시에 애용하면 병에 대한 저항력이 생기기 때문에 어린이들에게 매우 좋다. 그리고 빈혈, 저혈압, 야맹증 등에도 효과적이다. 당근을 복용할 때 사과, 상추, 레몬 등과 섞어 주스를 만들어 먹으면 된다.

 잎사귀엔 정유성분이 함유되어 있어 욕조에 넣으면 은은한 향기와 함께 몸을 덥게 하고 혈액순환을 원활하게 해주기 때문에 신경통, 류머티즘, 요통, 어깨 결리는데 좋다. 이밖에 어린이들의 설사에 당근주스를 먹이면 해결된다. 옛날 홍역은 어린아이들에게 가장 큰 질환이었기 때문에 어떻게 하면 무사히 치르는가에 역점을 두었다. 이럴 때 당근이 효과적이다.

 특히 당근 1개와 사과 1개를 껍질째 강판에 갈아서 낸 즙에 꿀을 넣어 매일 아침 한 잔씩 마시면 남자도 좋지만 여성들은 피부가 좋아진다.

토마토는 정력의 상징

 미국에서는 토마토를 '늑대 사과'라고 부르기도 한다. 토마토에는 비타민 A의 전구체인 베타카로틴이 다량으로 함유되어 있다. 이것은 남성호르몬을 만들어내는데 지대한 역할을 하는 물질로 당연하게 정력에 좋다. 토마토에는 철분과 비타민까지 많이 들어 있다. 이밖에 라이코펜이란 강력한 항산화 성분이 함유되어 있는데, 이 물질은 전립선 질환을 예방하는데 가장 큰 효과를 나타낸다.

호박씨는 신장결석의 예방제
 마른과류 중에 인의 함유량이 가장 많은데, 인은 미네랄 성분이 요도에서 응고되는 gusts상을 몸 밖으로 원활하게 배출되도록 도와주기 때문에 신장결석 예방에 효과적이다. 특히 요도를 부드럽게 해주기 때문에 발기에도 좋다고 한다.

콩은 천연 단백질로 스테미나 촉진제
 콩은 품종에 따라 약간의 차이가 있지만 양질의 단백질과 지방, 천연의 황산화 물질과 노화방지, 스테미나를 촉진하는 토코페롤을 비롯해 비타민류와 칼슘, 칼륨, 철, 셀레늄 등의 미네랄이 풍부하게 함유되어 있다. 콩을 장기 복용하면 스테미나를 향상시키는데 좋다.

곰 발바닥은 노화 예방에 으뜸
 곰의 발바닥은 예부터 팔진미 중의 하나로 알려져 있다. 팔진은 용간(진짜 용의 간이 아니라 과일의 일종), 봉수(봉황새 골수), 토태(토끼의 태), 이미(잉어의 꼬리), 악구(독수리의 일종), 성순(오랑우탄 입술), 웅장(곰 발바닥), 소작(우유로 만든 식품의 일종) 등이다.

예로부터 곰의 발바닥은 정력제로 알려져 값이 매우 비싸다. 그러나 곰의 발바닥도 돼지족발처럼 뼈, 연골, 근육, 힘줄 등으로 구성되어 있으며 콘드로이틴황산이란 단백질이 들어 있다. 콘드로이틴황산은 결합조직의 주요구성성분인데, 세포와 세포를 연결하는 결합질이다. 사람이 늙으면 조직의 탄력성이 줄어들고 혈관까지 딱딱하게 굳어지는데, 이것은 조직 속의 콘드로이틴황산과 수분함량도 적어지기 때문이다. 따라서 콘드로이틴황산을 섭취하면 노화를 막아주고 이와 동시에 강장과 강정효과가 있다.

그 이유는 콘드로이틴황산은 무친이란 점액다당류(단백질과 다당류가 결합된 물질)의 일종으로, 무친은 단백질의 흡수와 합성을 촉진시키기 때문에 강장제가 되는 것이다. 무친은 소나 돼지의 위점막, 뱀장어, 미꾸라지 등의 끈적끈적한 점액질이며, 식물성으로는 마 등에 함유되어 있다.

피조개는 양기를 보해주는 보물

피조개의 껍질을 벌리면 붉은 피 같은 빨간 물이 흘러내린다. 빨간 물에는 100g당 5.0mg의 철분(시금치는100g당

3.7mg)이 함유되어 있고, 인체에 필요한 필수아미노산이 균형 있게 들어 있는 영양식품이다. 특히 뜨거운 여름철 더위에 지친 젊은 여성들에게 꼭 필요한 스태미나 식품이기도 하다. 또한 저혈압이나 빈혈 때문에 더위에 지친 사람들에게도 피조개를 섭취하면 효과를 볼 수가 있다.

 물론 칼슘이 많이 함유되어 있기 때문에 남성들의 정력 증강에도 좋다. 하지만 철분은 흡수가 잘 되지 않기 때문에 질이 좋은 동물성 단백질과 함께 먹어야 한다. 그렇지만 조개류는 대체적으로 여름철에 상하기 쉽고, 바다 밑바닥 갯벌 속의 세균에 오염되기 쉽다. 따라서 가능한 한 날것으로 먹지 않는 것이 상책이다. 만약 날것으로 먹을 경우 고추냉이(와사비)에 찍어 먹으면 살균과 해독작용이 된다. 물론 초고추장에 찍어 먹어도 초의 산성으로 살균되기 때문에 괜찮다.

 피조개를 한방 본초학에서는 '오장을 이롭게 하고 위를 튼튼하게 하고 식욕이 나게 하고 소화가 잘 되게 하고 양기를 돋우고 혈색을 좋게 해주고 갈증을 멈춰준다.'고 적혀 있다. 보편적으로 조개류에는 글리코겐, 호박산 등이 함유되어 있어 독특한 맛이 있다. 그러나 조개류는 식중독의 우려가 높기 때문에 절대로 날것으로 먹으면 안 된다.

뱀장어는 침실에서 부부의 윤활유

여름철 더위에 지쳐 기운이 없을 때 뱀장어가 특효약이다. 쇠고기 100g은 150kcal이지만 뱀장어는 300kcal이다. 그만큼 영양가가 높으며 비타민 A의 함량도 많기 때문에 정력제로 불리우며 신경통, 결핵, 치질 등에도 효과가 좋다.

『동의보감』에 뱀장어는 허로와 오치(치질)에 약이 된다고 적혀있다. 뱀장어는 원래 깊은 바다에서 산란되어 새끼가 되었다가 강으로 올라와 성장한다. 강의 민물에서 3~4년 성장한 후 또다시 먼 바다로 여행을 한다. 즉 산란하러 바다로 내려가는 계절이 가을철이기 때문에 이때 영양이 가장 많다.

뱀장어 비슷한 민물고기로 두렁허리라는 고기가 있다. 두렁허리는 길이가 40cm가량이며 중국에서는 식용으로 널리 사용하고 있지만 우리나라에서는 그렇지 않다. 『동의보감』에서 두렁허리를 '좋은 식보가 되며 산후의 건강회복에 좋고 살이 찌지 않는 사람에게 영양이 된다.'고 적혀있다.

뱀장어, 두렁허리, 미꾸라지 등은 점액질의 미끄러운 껍질을 가지고 있다. 이 점액질은 교질단백질로 되어 있는데 이것이 바로 정력제인 것이다. 뱀장어를 구워서 먹는 것 외에 뼈를 발라낸 후 끓여서 먹기도 한다. 이때 마늘 양념을 충분히 넣어서 먹으면 한층 더 강한 강정식을 만끽할 수가 있다.

굴은 정액 속의 부족한 아연을 보충

 유명한 카사노바는 하루에 네 번, 한 번에 12개의 굴을 먹었다고 한다. 이밖에 발자크, 나폴레옹, 비스마르크 등도 굴을 좋아했다는 기록이 있다. 즉 바다의 우유라고 불리는 굴에는 아연 10mg이 함유되어 있다. 보통 남자가 한 번 사정할 때 5mg의 아연을 소비한다는 사실을 알고 있는가. 남자에게 아연은 절대적이다. 아연이 부족하면 남성호르몬인 테스토스테론의 분비가 적어지고 정자의 수 역시 감소한다.

 굴을 먹는 시기는 살이 오르고 맛이 좋은 9월부터 그 이듬해 4월까지이며, 굴이 야위고 맛이 없는 5월~8월까지는 굴을 먹지 말아야 한다. 더구나 이 시기는 굴의 산란기로 베네르빈이란 독성분이 생겨 식중독의 염려가 있기도 하다.

 굴이 영양제나 정력제로 불리는 이유가 있다. 즉 비타민 B1, B2, C 등이 비교적 많이 들어 있고, 간장을 보호해주는 글리코겐이란 성분과 미량의 미네랄 원소가 풍부하게 들어 있기 때문이다. 또한 철분이 100g당 8mg 들어 있어 빈혈에도 좋다. 즉 헤모글로빈을 만들기 위한 철과 구리까지 들어 있고, 요오드 결핍으로 발생되는 갑상선 이상에도 효과적이다.

 남자의 정액 속에 아연이 많이 들어 있는데 한 번 사정으로 배출되는 아연은 약 5mg이다. 이에 따라 아연이 많이 들어 있는 굴을 먹으면 당연히 정력이 좋아진다는 결론이다. 굴이 좋은 특성을 많이 지닌 영양식인 것만은 틀림없다. 그렇지만 과식을 한다면 도리어 건강에 좋지 않다는 것을 꼭 명심해야 한다.

오징어는 최고의 강정식품

 오징어, 낙지, 꼴뚜기, 문어 등은 연체동물의 두족류에 속한다. 오징어 뼈는 한방에서 해표초라 하여 긁어서 가루를 낸 후 약용으로 사용한다. 즉 위산과다증에 복용하면 위산을 중화시켜주는 작용을 한다.
 오징어에는 단백질이 100g당 15~16g 들어 있고 아미노산 성분도 매우 좋다. 내장까지 함께 먹을 경우 비타민 A가 100g당 5,000I.U.나 들어 있고 B1, B2도 많다. 오징어를 회로 먹을 때 독특한 단맛이 난다. 이것은 글리신, 알라닌, 프롤린 등의 아미노산이 함유되어 있기 때문이다. 더구나 오징어 근육은 가로 세로 두 겹으로 근육섬유가 합쳐져 있어서 불에 구울 때 세로로 구부러지는데, 이것은 근육섬유가 수축되는 것이다.
 오징어는 콜레스테롤이 꽤 많이 함유되어 있는 강정식품이다. 마른 오징어를 먹을 때 주의해야 할 것은 한꺼번에 많이 섭취하지 말아야 한다. 그 이유는 오징어가 뱃속에 들어가면 수분을 흡수해 크게 덩어리가 지면서 창자를 막아 소화가 잘 되지 않는다. 이밖에 낙지에도 오징어와 비슷하게 100g당 단백질이 16g 들어 있다.

낙지는 페니스의 근육을 강화해주는 식품

 낙지는 보편적으로 알려진 것처럼 강정브혈로 정력을 도와주고 보혈을 해주는 작용이 있다. 낙지의 껍질을 벗기고 고락(낙지 뱃속의 검은 물주머니)을 빼낸 다음 끓는 물에 살짝 데친 것을 고추장에 찍어 먹거나 산채로 초고추장에 찍어 먹어도 정력제에 좋다.
 낙지의 수컷은 여덟 개 발 중 오른쪽에서 세 번째 발이 생식기다. 그것을 몸 깊숙이 짚어 넣으면 잘라져서 들어가게 되고, 속에 들어간 생식기에서 오랫동안 정자가 나오면서 수정이 된다. 이런 연유를 모르면서 발이 일곱 개라고 착각하는 사람들도 있다. 더구나 세 번째 다리엔 독소가 들어 있어 혈관을 확대시키는 작용이 있다는 것도 알아야 한다.
 본초서에 '낙지는 위장을 튼튼히 해주고, 오장을 편안하게 해주고, 보혈 강장효과가 있고, 근육을 강하게 하고, 뼈를 튼튼하게 해주고, 허로에도 좋다.'고 기록되어 있다.

추어탕은 여자를 괴롭히는 식품

 추어탕의 얼큰한 맛도 일품이지만 정력제로도 최고의 식품이다. 미꾸라지는 지방이 적은 대신 단백질이 많고, 100g당 칼슘이 640mg, 비타민 B2가 0.44mg, 비타민 A 등이 많이 들어 있다. 먹을 때 통째로 씹어 먹는 것이야말로 뼈의 칼슘을 고스란히 섭취할 수가 있다. 칼슘은 자율신경을 튼튼하게 해주는 작용을 한다.

 미꾸라지를 이용한 스태미나스프를 만드는 방법에서 가장 먼저 해야 할 일은 미꾸라지 뱃속에 들어 있는 흙을 제거하는 것이다. 그러기 위해서는 미꾸라지를 물에 넣은 후 식용유를 몇 방울 떨어뜨리면 흙을 깨끗하게 토하기 때문에 물을 몇 번 갈아주면 된다.

 흙을 토한 미꾸라지를 기름을 두른 프라이팬에서 약한 불로 살짝 굽은 후 뚝배기에 넣고 물을 적당히 넣어 약한 불로 오래 끓이면 하얀 스프가 된다.

민물 게는 아미노산이 풍부해 양기증진에 도움

 찬 성질이기 때문에 열을 내리고 술을 잘 깨게 하거나 간장의 음기를 도와 눈을 밝게 하는 효과가 있다. 또한 골수를 보충해 주고 근육과 뼈를 튼튼하게 해준다. 그러나 감과 함께 먹으면 설사나 곽란, 종괴 혹은 중풍을 일으킬 수 있다. 특히 단백질 중의 필수 아미노산이 비교적 고르게 함유되어 있어 정력증대와 발육기의 어린이나 노약자에게 좋다.

 민물 게의 내장 속은 갯벌 흙속에 들어 있는 약효가 함유되어 있다. 게를 잡은 즉시 산채로 씻은 후 찧다가 고춧가루와 간장을 넣고 다시 찧는다. 잘 이겨지면 뚜껑이 있는 용기에 담아 냉장고에 3개월 정도 보관한다. 이런 과정을 거친 게장에는 칼슘 등 미네랄이 들어 있기 때문에 성장기의 성기발육에 좋고 장년기에는 양기부족을 치료할 수 있다. 또한 통증을 가라앉히는 작용과 함께 월경통이나 치통이 있을 때도 민물 게로 찜질하면 해결된다. 이밖에 민물 게를 찧어 치통에는 아픈 볼에, 월경통에는 아랫배에 붙이면 된다.

새우는 성기능장애를 제거해주는 스태미나식품

 새우는 따뜻한 성질이 있기 때문에 신장을 보하고 양기를 강하게 해준다. 한의서에 장양도(壯陽道) 혹은 흥양(興陽)한다고 하였다. 따라서 양위(陽威), 즉 남성의 성기능장애를 치료하고 정액을 흘리거나 오줌을 찔끔거리는 변증은 물론 조루증에도 효과가 있다. 새우는 허리와 뼈를 튼튼하게 해주고 뇌수를 보충하는 약효도 있다.

 하지만 새우를 지나치게 많이 섭취하면 혈을 상하게 해 풍과

열을 일으키고 응어리, 종기, 부스럼 등이 나타날 수가 있다. 특히 알레르기체질은 천식과 두드러기를 일으킬 수 있기 때문에 주의해야 한다. 이밖에 콜레스테롤이 높은 사람도 역시 적게 섭취해야 한다.

 먹는 방법은 술에 담가서 죽인 뒤에 구워먹으면 좋다. 산후에 기와 혈이 부족해 젖이 잘 나오지 않을 땐 돼지족발과 함께 끓여 먹으면 해결된다.

06

조선시대 왕들의 섹스단련 비방

여름철이면 왕과 왕비를 나체로 주무시라고 했다
나체로 자고 나면 밤사이에 내장의 독성분을 땀샘을 통해 모두 배출되어 피가 맑아진다.

초복이 지나면 말똥을 구해 섭취하도록 했다
짐승들의 똥 가운데는 천하의 영약이 매우 많다.

박쥐 똥, 산토끼 똥을 섭취하도록 했다
박쥐 똥과 산토끼 똥은 눈을 시원하게 하면서 밝아지게 한다.

누에똥을 섭취하도록 했다
누에똥은 류머티즘이나 반신불수의 치료제로 사용되는 재료이다.

사주단자 속에 말똥을 넣어서 보내라고 했다
음식을 부패하지 않게 방부제로 사용된다.

메주를 뜰 때 반드시 볏짚과 말똥을 사용하고 했다
볏짚 역시 방부제로 사용된다.

말똥메주로 만든 장을 넣은 오이냉국, 미역냉국 등을 만들어 우물 맨 밑바닥에 며칠 보관해뒀다가 꺼내 먹었다
말똥메주로 만든 장은 음식을 신선하게 먹도록 해준다.

장작을 자주 패도록 했다
장작을 패다보면 허리와 배꼽(단전)에 원기가 모여들고, 성기기혈 흐름이 원활해진다.

성기에 찬물을 끼얹도록 했다
성기 밑에 꿰맨 줄 같은 곳에 찬물을 끼얹기를 몇 차례 하면 죽었던 페니스도 슬그머니 일어난다.

궁궐에 여름이 찾아오면 도루묵과 개미 알을 준비한다
도루묵의 이리(정액)는 조선시대에서 일종의 비아그라였다.

개미를 볶아 먹도록 했다
자기 몸무게보다 400배의 무거운 물체를 끌고 다니는 개미는 풍부한 단백질과 18종의 아미노산 외 아연, 구리, 망간 등의 미량원소가 있다. 이밖에 아연성분도 많다. 개미 알은 으깬 뒤 꿀물을 타서 미약으로 사용했다.

석장을 이용한 피서를 즐긴다
 재래식 토종 조선장이 10년 이상 묵으면 투명한 고체가 간장 밑에 생기는 것을 석장이라고 부른다. 환부에 10원짜리 동전크기의 석장을 올려놓고 그 위에 쑥뜸을 뜨면 정력이 향상된다.

무더운 여름 삼베옷을 입고 죽부인과 동침하여 죽의 서늘한 기운이 삼베옷으로 침투하도록 했다
 죽부인과 친하면 몸과 성기가 왕성해진다.

천근추의 찹쌀을 9번 법제해 만든 미숫가루를 복용했다
 천근추를 복용하면 정력의 강화는 물론 신체가 건강해진다.

4장

확실한 효과를 보는 민간 정력식품

01
전통 강정주

 잠자리에 들기 전 한 잔의 술은 정력제 또는 흥분제가 된다. 사람의 대뇌피질은 신피질과 구피질로 되어 있어 술을 마시면 먼저 신피질이 마비된다. 신피질은 지능, 이성, 자제력 등을 관장하고 구피질은 식욕, 성욕 등의 본능적인 행동을 관장한다.
 평상시는 구피질을 억제하고 있기 때문에 본능적인 행동을 삼가며 체면을 차리게 된다. 그러나 신피질이 마비되면 억제력이 풀려서 구피질의 활동이 표면에 노출되어 행동이 본능적으로 나오게 된다. 따라서 술을 마시게 되면 자제력, 수치감, 죄책감 등이 마비되면서 성적인 행동이 나타나는 것이다. 그렇기 때문에 술이 스트레스나 성 노이로제를 해소하여 섹스 행위를 촉진시키는 작용을 하는 것이다.
 하지만 지나친 음주는 구피질까지 마비되면서 완전히 녹초가 되는 것이다. 예를 들면 만성 알코올중독자는 성적으로 무능력해지는 것도 이런 이유가 있기 때문이다. 따라서 취침 전 적당한 음주는 미약구실이 될 수 있도록 술에 여러 가지 약초

등을 넣어서 마시면 된다.

　서양에서는 다양한 리큐르주가 있고 우리나라에서도 예로부터 다양한 약용주가 있다. 즉 선령비주, 오가피주, 하수오주, 구기주 등이며, 약초뿐만 아니라 동물성인 것으로는 뱀술, 개고기로 만든 무술주 등이 있다. 이밖에 가정에서 손쉽게 만들 수 있는 약술을 몇 가지 소개하고자 한다.

　날계란이 정력에 좋다는 것은 동서양이나 마찬가지로 술에 노른자를 넣어 만든 계란술이 있다. 서양에서는 이것을 에그노그라고 하며, 우리나라는 노른자를 푼 다음 뜨겁게 데운 청주를 부어서 섞는다.

　서양인들은 흑맥주에 노른자를 넣어서 에그 스타우트를 만드는데 흑맥주 1병에 노른자 3개 정도를 잘 휘저으면서 섞으면 완성된다. 흑맥주가 없을 땐 보통 맥주라도 괜찮은데 컵에 노른자 1개와 레몬 1/2개를 짠 즙을 넣은 뒤 휘저으면서 맥주를 부으면 된다.

　에그노그는 노른자, 우유, 술의 3가지를 배합하여 만드는데 술의 종류, 배합하는 비율 등을 자유롭게 할 수가 있다. 이때 설탕이나 꿀을 넣어도 좋은데 설탕은 가능한 한 흰 설탕보다도 흑설탕이 좋고, 꿀은 더욱 좋다. 또한 포도주에 노른자를 넣어도 된다.

　에그노그를 만드는 방법 하나를 소개하면 브랜디와 럼주를 조금씩 컵에 넣고 노른자와 설탕과 우유를 섞어 컵 하나가 되도록 채운 후 숟가락으로 잘 저으면 되는데, 여름에는 얼음을 넣어도 괜찮다. 청주에 버터와 설탕을 넣은 버터 술도 있다. 하지만 이런 술이라도 과음을 하게 되면 좋지 않다.

 초여름이면 시장에 산딸기, 오디(뽕나무 열매)가 나오는데 그것에 설탕과 소주를 넣어 복분자주 또는 상심주를 만들어 마시는 것도 좋다. 이것을 예로부터 강정제 혹은 불로주라고 했는데 한번쯤 시험해보는 것도 괜찮다.

02
강정식의 단점

요즘 과거와 달리 경제적으로 윤택하게 된 탓에 건강에 대한 관심이 높아졌다. 하지만 너무 지나친 것이 아닌가 싶을 정도인데, 건강이나 정력에 좋다는 식품들이 많이 팔리고 있다는 것도 그런 맥락일 것이다.

상식적으로 식용이 아닌 것을 섭취하는 것을 악식이라고 하고, 그런 악식을 즐겨 먹는 사람을 악식가라고 지칭한다. 주변을 보면 악식가들이 꽤나 많다. 예를 들면 몸에 좋다고 해서 개구리를 마구 잡아먹는 바람에 개구리가 멸종되어 생태계가 깨지고 있다.

요즘 유행하고 있는 건강식을 『동의보감』에서는 뭐라고 했는지 살펴보기로 한다.

개구리
약성이 냉하고 무독하며 종기나 악창 등에 찧어 바르면 삭는다.

지렁이

약성이 차며 맛이 짜고 무독하다.(약간 독이 있다는 설도 있다). 사가(뱀을 먹고 소화되지 않아 뱃속에 멍우마가 생긴 것)와 고독(뱀, 지네, 두꺼비 독으로 생긴 병)을 고치고, 삼충(회충, 요충, 촌충 등의 세 가지 기생충)을 없애며, 장충(회충)을 죽이고, 상한증에 체내에 울열 되어 발광하는 증세, 유행성 열병에 의한 황달, 후두마비, 뱀이나 독충에 물린 것 등을 고친다. 일명 지룡이라고도 하며 목이 흰 것이 늙은 것이니 그것을 쓰는 것이 좋다.

굼벵이
약성이 약간 차가우며 맛은 짜고 독성이 있어 악혈과 어혈을 다스리며, 마비증, 눈 속에 살이 돋아나는 것, 눈에 푸르거나 또는 흰 막이 생기는 악질, 뼈가 부스러지고 다리가 부러진 데, 칼, 창 등의 쇠붙이에 의한 상처로 생긴 내색 등을 다스리며 젖이 나오게 한다.

독사의 쓸개
약성이 약간 차며 맛은 쓰고 독성이 있다. 벌레 때문에 생긴 등 부스럼 등에 좋으며 고기는 독성이 강하기 때문에 가볍게 사용해서는 안 된다.

오골계

　수탉은 약성이 약간 따뜻하며 무독하다. 가슴앓이나 복통을 다스리고 배와 가슴의 악기와 풍습에 의한 경련 통증을 없애며, 허약하고 여윈 것을 보해주고 뱃속의 태아를 편안하게 하며, 뼈가 부러진 것, 종기, 대나무 가시가 살에 박혀 나오지 않을 때 등에 살점을 붙이면 낫는다. 일반적으로 닭의 눈이 검은 놈은 뼈도 반드시 검은데 그것이 바로 오골계이다.

　옛 책에서도 오늘날 항간에서 떠도는 정력제니 강장제니 하는 표현이 없다. 이것은 쇠고기를 해설한 것을 보아도 알 수 있다. 쇠고기는 성질이 평하며 맛은 달고 무독하다. 소화기능을 튼튼하게 하며, 토하고 설사하는 것을 멈추며, 당뇨병을 다스리고 부종이 생긴 것을 내리며, 사람으로 하여금 근육과 뼈를 튼튼하게 하고 허리와 다리를 보해준다.

03
부부가 함께 먹는 정력약주

 술은 민족에 따라 종류도 다양하고 마시는 방법도 다르다. 즉 프랑스는 포도주, 독일은 맥주, 영국은 위스키, 중국은 고량주, 일본은 정종, 멕시코는 데킬라, 러시아는 보드카, 우리나라는 막걸리가 대표적인 술이다.

 술은 과음하면 독이 되어 중독되지만 좋은 음식과 적당하게 마시면 약이 된다. 그런 까닭에 우리나라에서는 술을 약주라고 부르게 되었다. 술은 겉이 뜨겁고 속이 찬 약이다. 그래서 술을 마시면 얼굴이 화끈화끈 달아오르고 맥이 빠르면서 정신이 몽롱하다. 마시고 난 다음날은 찬 약기운 때문에 몸이 무겁고 배가 차서 설사를 한다. 결국 술은 보약이 되지 못하고 기운을 빼앗는 사약이 된다. 그렇지만 영양이 많은 음식과 함께 마시거나 영양분으로 몸에 독기가 있는 사람들에겐 반때로 몸에 유익한 약으로 변한다.

 우리나라 사람들이 막걸리를 마시는 이유는 막걸리의 반은 알코올이고 반은 밥이기 때문에 적당히 기운을 보해주면서 혈액순환을 왕성하게 해주기 때문이다. 밥에는 혈액순환 촉진제가 알맞게 들어 있다. 따라서 공복 시 식량 대신에 마시면 빈속을 채워주기도 한다.

 옛날부터 우리나라 명가에서는 비전의 약주를 담그는 비법이 전해져 내려오고 있다. 즉 단순하게 쌀로만 빚는 것이 아니라 집안 남자들의 부족한 부분을 보해주는 약이 첨가 된다. 하지만 보약은 진한 농도의 영양식품이기 때문에 소화가 어렵고 소화가 되더라도 피를 타고 순환되어 필요로 하는 부분으로 전달되기가 어렵다. 그래서 환약으로 된 보약을 복용할 땐 약 기운을 몸에 잘 퍼뜨리기 위해 술로 복용하라고 권한다. 다음은 전래의 약주를 몇 가지 소개해 본다.

신선고본주

재료
우슬 300g, 백하수오 230g, 구기자 150g, 맥문동 75g, 천문동 75g, 생지황 75g, 당귀 75g, 인삼 75g, 육계 37.5g

효능
『흰머리를 능히 검게 변하게 하고 늙은 것을 돌이켜 아이가 되도록 한다』고 기록되어 있을 정도로 묘약이다.

제조법
위의 약재를 분말로 만든 다음 찹쌀 20ℓ 로 밥을 지어 누룩 2ℓ 정도와 함께 버무려 넣는다. 일반 술을 띄우듯 완전하게 발효된 다음 쉬지 않도록 보관하여 주량껏 반주나 음주로 마신다.

천문동주

재료
천문동즙 2ℓ, 누룩 0.2ℓ, 찹쌀 2ℓ

효능
호흡기를 보하며 해소를 막고 원기를 보해준다.

제조법
천문동 속 줄기를 빼내서 짓이겨 즙을 얻은 후에 찹쌀밥과 누룩을 함께 섞어 밀봉시킨다.

지황주

재료

생지황 1,800g, 찹쌀 10ℓ

효능

피를 보하며 안색을 좋게 해준다.

제조법

생지황을 깨끗이 씻은 후 잘게 썰어서 찹쌀과 함께 시루에 찐 다음 누룩을 넣어 적당히 버무린다. 이때 숙지황을 소주에 넣어 용해시켜 복용해도 좋다.

오수주

재료

맥문동 300g, 생지황 75g, 구기자 75g, 우슬 75g, 당귀 75g, 인삼 37.5g, 차좁쌀 60g

효능

허약함을 보하고 오래 살게 하며 머리와 수염을 검게 한다.

제조법

위의 약을 분말하여 차좁쌀 밥에다 누룩과 함께 버무려 술을 담근다. 또 위의 약을 달인 물에다 차조밥을 쪄서 누룩과 함께 버무려 담기도 한다.

창포주

재료

창포뿌리 즙, 찹쌀

효능

몸을 가볍게 해주고 세월이 흘러도 늙지 않게 한다.

제조법

창포뿌리 즙으로 찹쌀밥을 지어 적당한 양의 누룩과 함께 버무려 술을 담근다. 술을 빚을 줄 모르는 사람은 약초를 20도의 술(진, 보드카에 물을 타서 희석)에 3개월 정도 담가 마시면 된다.

송로주

재료

생밤처럼 깎은 소나무 옹이, 멥쌀, 누룩

효능

관절, 신경통, 허약한 다리 치유, 원기회복, 눈을 밝게 해주고 오래 살게 한다.

제조법

소나무 마디를 생률(生栗:날밤)처럼 깎은 후 멥쌀과 누룩을 섞는다.

국화주

재료

국화 600g, 지골피 600g, 생지황 600g, 찹쌀 20g

효능

근육과 골을 튼튼히 하고 골수를 보하여 오래 살게 한다..

제조법

위의 약을 달인 물에 찹쌀밥을 지어 누룩을 넣고 담근다.

꿀술

재료

참꿀 1.2kg, 물 2,000cc

효능

비위를 보해서 소화기관을 튼튼하게 하고 허열을 해결한다.

제조법

꿀과 물을 끓여서 찌꺼기와 거품을 걷어내고 일단 식힌 다음에 누룩을 넣어 발효시킨다. 매일 3~4회씩 수저로 저어 완전 발효가 된 후에 복용하면 된다.

자초주

재료

지치뿌리 37.5g, 소주 720㎖

효능

해열을 시키며 갈증을 제거해준다.

제조법

지치뿌리를 깨끗이 씻어 잘게 썰어서 소주에 담가 둔다. 오래두면 술빛이 곱다.

송절주

재료

솔잎가루 3ℓ, 찹쌀 10ℓ

효능

원기를 보하고 몸이 가벼워지며 눈을 밝게 한다.

제조법

솔잎을 깨끗이 씻은 후 시루에 쪄서 말려서 분말로 만든다. 누룩 2ℓ와 함께 밥에 버무려 입이 적은 항아리에 넣고 늙은 소나무 밑을 파내어 적당한 뿌리를 자른 부위에다 항아리 입을 대고 밀폐하여 묻어둔다. 1~2주 후에 캐내어 복용하면 된다.

사군자주

재료

매실 600g, 죽순 1.8kg, 난초 잎 600g, 찹쌀 20ℓ, 국화꽃 600g, 누룩 3ℓ

효능

노화를 방지해 준다.

제조법

밥에다 국화가루와 누룩을 버무린 후 담글 때 죽순을 이긴 것과 매실을 한곳에 넣어 버무려 난초 잎으로 위를 깔아 덮고 밀폐시켜 1~2주 후에 복용한다. 이때 난초 잎 대신 솔잎을 사용해도 무관하다.

복분자주

재료

복분자 1,200g, 숙지황 200g, 토사자 100g, 금모구척 200g, 파고지 200g, 음양곽 100g, 찹쌀 20ℓ

효능

정을 보하는 약이 골고루 갖추어져 있다. 정을 보하여 양기를 좋게 하고 요통까지 제거해준다.

제조법

숙지황을 제외한 위의 약품을 분말로 만들어 숙지황과 누룩을 밥에 버무려 술을 담근다.

오미자주

재료

오미자 600g, 찹쌀 3ℓ

효능

오래된 기침을 그치게 하고 정을 돋워준다.

제조법

오미자를 잘 말려서 대강 빻은 후 누룩과 함께 밥에 버무려 술을 담근다.

희첨주(진득찰 술)

재료

희첨 500g, 지골피 600g, 생지황 600g, 찹쌀 20g

효능

근육과 골을 튼튼히 해주고 골수를 보하여 오래 살게 한다.

제조법

희첨(진득찰의 잎, 꽃씨를 단오절에 채취하여 술에 쪄서 햇빛에 말리기를 9번 한 것)을 분말로 만들어 누룩과 함께 버무려 술에 담근다. 1~2주 후에 캐내어 복용하면 된다.

04

부부가 함께 황홀경에 빠지게 하는 비약

계관계부환

 남자가 닭 날개를 먹으면 바람난다는 옛말이 있다. 닭 날개를 한방에서는 '핵령'이라고 부르며 실제 발기불능 처방약으로 사용해왔다. 원래부터 닭은 날개부터 벼슬, 벼슬 피까지 강정역할을 하는 것으로 알려져 왔다. 따라서 계관계부환은 닭 벼슬을 이용한 처방이다. 즉 3년 묵은 수탉의 벼슬 피를 쓴다고 했지만 보편적으로 벼슬 피를 사용했다. 처방은 닭 벼슬 피 한 컵, 계피 37.5g, 부자 75g 등이다. 이 재료들을 가루로 만들어 오동나무 열매 크기의 알약을 만들면 된다. 복용은 식전에 온수 혹은 술로 7~10알씩이다. 남녀 모두 손발이 후끈해지고 성감이 용솟음친다.

미산

 700여 세를 살았다는 신선 팽조의 정력제를 말한다. 예로부터 정력제는 미각보다 더 좋은 것이 없다고 했다. 처방은 미각 400g, 부자 1매를 가루로 만들어 3.75g씩 복용하면 된다.

사미산

 이 약은 신경이 날카롭고 요통이 있거나 불감증, 불임증 여자에게 좋다. 또한 남성과 여성 모두를 흥분시키는 비방이다. 전설에 의하면 옛날 조공이 '사미산'을 먹고 하룻밤에 70여 명의 여자와 섹스를 즐겼다고 한다. 처방은 사상자, 원지, 속단, 육종용을 같은 양으로 함께 가루로 만들어 1회 3.75g씩 먹으면 된다.

05

우리 주변에 있는 식물성 정력식품

참깨는 정력식품 중의 으뜸

『신롱본초경』에 보면 '참깨는 허약과 오장을 보하고 기력을 돕는다. 또한 살이 찌고 두뇌를 좋게 하며 사기와 풍한을 다스린다.' 고 기록되어 있다. 『동의보감』에서도 깨를 단방보약으로 꼽고 있는데, 이것은 '이 세상에서 사람의 생명을 기르는 것은 오직 곡식뿐이다.' 라는 기록에서 깨의 중요성을 알 수가 있다. 이 곡식 중 맨 첫머리에 참깨가 있다.

이처럼 참깨는 옛날부터 볶아서 조미료로 쓰고 기름을 짜서 참기름으로 애용해 왔다. 참기름의 효능은 열독, 식독, 충독 등을 해독시켜 준다.

참깨는 흰 참깨와 검은 참깨, 누런 참깨 등이 있는데, 지방이 많은 흰 참깨는 기름으로, 향미가 좋은 검은 참깨는 떡고물이나 산자, 다식 등의 과자나 조미료로 사용되었다. 참깨에는 단백질이 20%나 함유되어 있는데 거의 글로불린으로 아미노산의 조성이 우수하다. 또한 참기름을 구성하고 있는 지방산은 올레인산. 리놀산. 아라키돈산 등의 필수지방산이다.

옛날부터 우리조상들은 지혜로운 식생활 방식으로 환자나 병후 허약해진 몸을 보하는데 깨죽을 즐겨 먹었다. 한마디로 참깨는 정력식품임과 동시에 건강식품이다. 정력제로 먹을 때는 흰콩과 대추, 참깨를 함께 쪄서 말린 후 단자로 만들어 먹으면 좋다.

검정깨는 칼슘이 1,100mg가 들어 있어 한방에서 변비치료제와 자양강장제로 사용된다. 참깨의 성분은 수분 0.7%, 단백질 19.4g, 지방 50.9g, 당질 14.2g, 섬유질 2.9g, 회분 5.3g, 칼슘 630mg, 인 650mg, 철 16.0mg, 티아민 0.50mg, 리볼플라민 0.10mg, 나이아신 4.5mg 등이다.

율무는 최고의 정력 강화식품

율무는 옛날엔 약용보다 식용으로 많이 쓰였지만 효능이 알려지면서 건강식품으로 활용되고 있다. 율무는 자양강장에도 효과가 크지만 이뇨 건위제로도 좋으며 피부 알레르기 치료에도 효과가 좋다. 율무를 장기 복용 하면 정신이 맑아지고 피부가 윤택해지며 소화불량까지 치료된다. 더구나 율무는 항암작용과 함께 소염진통효과는 물론 백혈구를 증가시키고 류머티즘, 신경통에 큰 효과가 있다.

율무의 성분은 수분 10.4%, 단백질 21.3g, 지방 3.7g, 당질

61.1g, 섬유 2.0g, 회분 1.5g, 칼슘 151mg, 철 6.8mg, 티아민 0.19mg, 리보플라민 0.02mg, 나이아신 20mg 등이다. 『본초강목』에 율무쌀은 비장을 튼튼하게 하고 위와 폐를 보한다고 했으며 열까지 제거해준다고 했다. 건강식으로 쌀 70%, 율무쌀 30%의 비율로 혼식하면 좋다. 이때 율무쌀은 단단하기 때문에 하루 정도 물에 담가 두어야 한다.

땅콩은 토코페롤의 보고

땅콩은 필수지방산이 풍부해 콜레스테롤을 씻어내는데 효과가 있기 때문에 당뇨병환자에게 적합한 식품이다. 더구나 땅콩은 콩류 중에서 당질이 가장 적게 함유되어 있다. 또한 단백질의 60%가 글로부린 형태로 들어 있으며 필수아미노산인 라이신이 풍부하다. 불포화지방산이 많고, 그 중에 리놀산과 아라키돈산 같은 필수지방산이 특히 많다. 무기질로는 인산과 레산 같은 필수지방산이 다량 함유되어 있지만 칼슘이 적은 산성식품이다.

비타민류도 B1, B2, E 등이 풍부해 강정 스태미나식품으로 높이 평가되고 있다. 땅콩 10개면 비타민E의 하루 필요량을 먹을 수 있다. 땅콩은 지방분이 많아 기름을 짜거나 인조버터로 제조하여 먹기도 하고 연고나 비누의 원료로도 사용된다.

이밖에 볶아서 먹기도 하고 과자의 원료로도 사용된다.
 하지만 땅콩은 속껍질을 벗겨두면 공기 중에 쉽게 산화되기 때문에 껍질을 까지 말고 보관해야 한다. 잘못 보관해 곰팡이가 피게 되면 아플라독신이라는 발암성 독성분이 생긴다. 땅콩은 비장과 위, 폐에도 좋으며 민간요법으로는 기침을 멎게 하는데 사용되고 있다.

마늘은 신진대사를 촉진

 마늘은 우리나라에서 으뜸 양념으로 거의 모든 요리에 애용되고 있다. 이밖에 마늘장아찌, 마늘잎조림, 마늘종구이 등도 있다. 마늘에 들어 있는 알리신은 비타민 B1과 결합하면 B1보다 훨씬 효력이 강한 알리티아민으로 변해 비타민 B1의 효력을 한층 더 높인다. 따라서 B1이 많은 돼지고기와 함께 먹으면 B1의 흡수까지 도와준다.
 마늘에는 피로회복과 신진대사를 촉진하는 스코르디닌의 성분이 들어 있어 혈액순환이 잘 된다. 따라서 몸을 덥게 하고 잠을 잘 오게 하며 냉증과 불면증에도 최고다. 또 강한 살균작용이 있어 기생충구제와 각종 세균의 번식을 억제하며 강장제로서의 효과도 크다.
 특히 생강과 함께 먹으면 불감증과 임포텐스(음위증)를 치료하는데, 복용량은 마늘 1~2쪽과 생강 20g을 볶아서 먹으면 된다.

젊은 층의 일시적인 불감증이나 성욕감퇴는 매일 섭취하는 수분이 잘 순환되지 않고 체내에 쌓여 있거나 운동부족으로 신진대사가 잘 되지 않기 때문에 나타나는 증상이다. 따라서 대사를 촉진시켜 주고 수분의 순환을 도와주는 마늘과 생강을 먹으면 된다. 대략 일주일쯤 지속적으르 먹으면 효과를 느낄 수 있다. 마늘냄새는 디아릴설파이드를 비롯한 유황화합물의 주성분 때문인데 열을 가하면 제거된다.

『본초강목』에서는 마늘즙을 마시면 토혈과 심장병을 다스리고 짓찧어 발바닥에 붙이면 토사곽란, 급체에 효과가 있다고 기록되어 있다. 약용식물사전에는 '마늘은 이뇨, 건위, 구충에 사용하며 신경 진정, 장내살균, 기생충구제에 좋고, 악성 종기나 동통에는 마늘즙을 참기름에 개어 국소에 붙인다.'고 기록되어 있다. 정력 강화에는 마늘로 술을 담가 매일 조금씩 먹으면 된다.

빨간 자연산 정력제 당근즙

당근은 영양가가 무척 높은 식품이기도 하지만, 빈혈증이 나타났을 때 생당근을 갈아서 계속 복용하면 좋다. 당근 씨는 신장병에 유익한 이뇨작용까지 있어 부종에 효과적이다. 당근색소인 카로틴은 체내에서 비타민A로 변화되어 활용된다. 비타민A는 야맹증을 예방하고 성장발육을 도와주며, 병균에 대한 저항력을 강화시킨다.

 특히 당근에는 동물의 간과 비슷한 비타민A가 풍부하게 함유되어 있고, 철분과 칼슘 등의 무기질이 풍부한 알칼리성 식품으로 질이 좋은 섬유질까지 함유되어 있다. 그렇지만 당근에는 비타민C를 파괴하는 효소가 들어 있기 때문에 다른 채소와 함께 먹으면 비타민C가 파괴되기 때문에 가려서 먹어야 한다. 또한 당근에 함유된 비타민A를 효과적으로 섭취하기 위해서는 기름에 볶아 먹으면 된다.

 당근을 강정 강장식품으로 먹으려면 당근과 사과 1개를 껍질째 갈아 즙으로 만든 후 벌꿀을 넣어 매일 아침 한 잔씩 장복하면 된다. 이것은 원기가 왕성해지고 몸이 더워지면서 내장 기능이 강화된다. 당근의 성분은 수분 88.7% 단백질 2.0g, 당질 7.2g, 섬유질 0.6g, 회분 0.8g, 칼슘 43mg, 인 34mg, 철 1.6mg, 비타민A 30.34ℓ , 티아민 0.09mg, 리보플라민 0.09mg, 나이아신 1.7mg, 아스코르빈산 12mg 등이다.

더덕은 효과 높은 건강식품

산에서 자생하는 더덕은 한국, 만주, 일본, 대만 등지에 분포돼 있으며 뿌리를 식용과 약용으로 사용되는데, 맛은 약간 쓰면서도 달고 향기가 좋다. 더덕으로 만든 음식은 더덕 누른적, 더덕구이, 더덕생채, 더덕장아찌, 더덕나물, 더덕장, 더덕정과 등이 있다. 더덕 술은 엷은 황색을 띠며 향미가 좋은데 강장제와 가래가 많은 사람에게 효과가 있다.

더덕은 사삼으로 불리는 중요한 약재인데 칼슘, 인 등이 풍부하고 사포닌 성분까지 들어있다. 또한 강정강장식품으로 위를 튼튼하게 해주고 폐, 비장, 신장을 도와준다. 2월과 8월에 채취하여 말린 후 약용으로 사용하는데 식품으로 먹을 땐 날것으로 조리한다.

효능에 대한 기록은 『본초강목』에 '폐화를 맑게 하고 오랜 기침과 폐결핵을 다스린다.'고 했고 『신농본초경』에는 '적혈과 경기를 다스리며 한혈을 덜고 내장을 보하며 종독을 없앤다.'고 했다. 특히 여성의 반대하중에 더덕을 가루로 만들어 미음을 쑤어 먹으면 효과를 볼 수 있다.

최고의 한방 자양강장제 마(산약)

마는 예로부터 강장제로 애용되어 왔는데 인공으로 재배한 것보다 자생한 것이 훨씬 약효가 뛰어나다. 뿌리를 이용하는 마는 당질이 많이 함유되어 있는데, 이 당분은 대부분 녹말로 되어 있다. 특히 알기닌, 히스티딘, 라이신, 트립토판, 시스틴, 메티오닌 등의 아미노산과 칼륨과 마그네슘이 풍부한 알칼리성식품이다. 이밖에도 아밀라제를 비롯한 다양한 효소가 함유되어 있어 소화 작용을 돕기도 한다.

『신농본초경』에는 '마는 허를 보하고 한열과 사기를 없앤다.'라고 했고, 『본초강목』엔 '마는 신기를 증대시키고 비위를 튼튼히 한다.' 했고, 『약용식물사전』엔 '마는 한방에서 자양강장제 및 거담제로 쓰이며 민간에서는 도한(식은 땀), 유정 아뇨증 등에 쓰인다. 생으로 강판에 갈아서 종기에 붙이면 효과가 있다.'고 기록되어 있다. 복용 방법은 쪄서 먹어도 되지만 말린 것을 불에 구워서 가루를 내어 냉수에 타 먹는 것이 훨씬 효과적이다.

포도 씨는 최고의 정력 강화제

포도는 소화기능을 돕고 이뇨작용을 하지만 한방에서는 씨를 강장제로 사용한다. 과즙에는 포도당과 과당, 주석산, 사과산, 구연산, 포도산, 탄닌 등이 함유되어 있고, 이밖에 칼륨, 칼슘, 철분 등이 많은 알칼리성식품이다.

포도 알의 색소는 안토치안계의 일종인 에닌이며, 씨에는 지방유가 15~20% 정도 들어 있는데 주성분은 리놀산, 글리세린, 스테아린, 팔미틴 등이다. 포도는 잼이나 젤리를 만들어 놓으면 1년 내내 먹을 수 있다.

포도의 성분은 수분이 86.4%, 단백질 1.0g, 지방 0.8g, 당질 14.1g, 회분 0.3g, 칼슘 12mg, 인 20mg, 철 0.5mg, 티아닌 0.40mg, 리보플라민 0.25mg, 나이아신 0.3mg 등이다.

『신능본초경』에는 '포도가 근골과 습비를 다스리며 살을 찌게하고 몸을 튼튼하게 한다.'고 했고, 『약용식물사전』에는 '적포도주는 흥분성 음료로서 모든 쇠약과 허탈증에 좋으며, 씨를 볶아서 가루로 만들어 먹으면 임포텐스(음위증)를 치료하는 효과가 있다.'고 했다.

그렇기 때문에 포도를 정력증강으로 먹을 땐 과육보다 씨가 좋다. 하지만 그냥 먹으면 소화가 안 되기 때문에 씨만 골라서 가루로 만들어 벌꿀에 재어 먹으면 효과가 있다.

불로장생의 묘약 대추

대추는 중요한 한약재의 하나이며 강장강정제로 사용되고 있다. 한방에서 주로 완화제로써 모든 보약에 배합되는데, 쇠약해진 내장기능을 회복시키고 이뇨, 신경쇠약, 빈혈, 식욕부진, 부인의 냉증 등에 좋고 피부를 윤택하게 하는 작용이 있다.

맛이 감미롭기 때문에 생으로도 먹지만 말려서 약재로 상용하거나 인삼차, 쌍화차 등에 고명으로도 사용된다. 대추를 재료로 사용한 재래음식으로는 대추미음, 대추인절미, 대추전병, 대추초 등이 있고 이밖에 설탕조림으로 만들어 먹기도 한다.

특히 대추는 민간약으로 많이 사용돼 왔으며 심장과 폐를 윤택하게 하고 기침을 낫게 하며 속을 보하여 번민을 제거해준다. 『천금방』에는 대추가 불면증에 좋다고 했고, 『약용식물사전』에는 '대추는 완화, 강장제로 쓰이는데 잘 익은 과실을 쪄서 말린 것을 달여 먹으면 해열과 진통작용을 한다.'고 설명되어 있다.

강정효과의 푸른 열매 은행

은행은 식용과 약용으로 쓰이는데 당질이 많으며 대부분 전분으로 되어 있다. 은행에는 신경조직의 성분인 레시틴과 비타민D의 모체가 되는 에르고스테린이 함유되어 있다. 하지만 청산 배당체성분이기 때문에 가끔 중독을 일으킬 수도 있다. 독성을 줄이려면 가열하면 제거되기 때문에 구워서 먹으면 된다.

옛날부터 정력 강장제로 알려진 은행은 한방에서 진해제로 사용되어 왔으며 어린이 야뇨증에 큰 효과가 있다. 『본초강목』에 '은행은 익혀 먹으면 폐를 돕고 천식과 기침을 진정시키며 생으로 먹으면 담을 없애고 살충, 해독작용을 한다.' 고 기록되어 있다.

연은 정력을 불타오르게 하는 식물

 연은 약용 및 식용부분 모두에 애용되는 식물이다. 즉 뿌리(연근), 잎, 화판, 화탁, 연실(씨), 유아 등이 약용이나 식용으로 사용된다. 그중에서 연밥(씨)은 옛날 중국 상류사회에서 미용식이나 정력을 높여주는 강정식품으로 애용되어 왔다. 이들은 가정에서 밤참 대용으로 몇 가지 한약재와 함께 삶아 먹었다. 즉 연밥을 한 사람 몫으로 30개, 감실 15g, 율무쌀 25g, 건조한 용안육 4g 등을 한 시간 반쯤 다린 후 벌꿀을 타서 건더기와 함께 먹었다. 이것이 바로 훌륭한 강정식품인 것이다.
 식품으로 많이 애용되는 연근의 주성분은 당분이며 대부분이 녹말이다. 아미노산으로는 아스파라긴, 알기닌, 티록신 등이 많으며 레시틴과 팩틴도 풍부하다. 뿌리를 자를 때 생기는 끈끈한 성분은 단백질과 당분이 결합하여 생기는 것이다. 특히 비타민C, B1, B2, 나이아신, 칼륨 등이 많은 알칼리성식품이며 특징은 일반식품에서 부족한 비타민B12가 함유되어 있다.

특히 연밥은 간장, 취장병 예방과 한습을 제거하고 대하증, 혈뇨, 자궁출혈 등에 효과적이다. 또한 연밥속의 알맹이는 신을 이롭게 하고 정기를 강하게 하며 안색을 좋게 만든다.

정력을 강화시키는 구기자 술

구기자나무는 한 해에 두 번 꽃이 피고 두 번 잎이 돋아나며 두 번 열매가 열린다. 열매는 건조시켜 약용으로 사용하지만 생식하기도 하는데 맛은 약간 달작지근하다. 잎과 열매를 차로 만들어 먹는데 이것을 구기차라고 한다. 뿌리는 지골피라고 하여 한약재로 사용한다. 한방에서는 열매를 구기자, 잎을 구기엽이라고 한다. 구기엽은 여린 것을 따서 응달에 말려 저장하는데 여름에는 벌레가 먹기 때문에 가을에 다시 돋아나는 새로운 잎을 채취한 후 말려 사용한다.

열매는 여름과 가을에 두 번 수확하여 햇볕에 말린다. 구기자를 원료로 한 식품으로는 구기차, 구기주, 구기죽(구기자 가루와 꿀을 넣어 쑨 죽) 등이 있다. 구기자는 한방의 영약이며 민간약으로도 많이 애용되어 왔다. 특히 강정강장의 효과가 높고 동맥경화를 예방한다. 『본초강목』에는 '구기 잎은 상초의 객열을 없애고 지골피는 하초의 허혈을 내리게 한다. 구기자는 신을 자양하고 폐를 윤택하게 한다.'고 기재되어 있다. 『약용식물사전』에는 '구기자는 강장강정의 효과가 있으며 신장의 허혈을 없애는데 응용한다. 또한 정액을 늘리고 양기를 돕는다.'는 기록도 있다. 즉 독신 남자에게 구기자를 먹이지 말라는 말이 있을 정도로 구기자는 강정강장 효과가 크며 불로장생의 약이다.

만병통치약으로 벌꿀이 으뜸

꿀은 꽃의 종류에 따라 색깔, 향미, 성분 등에 차이가 있다. 즉 벌꿀은 꿀벌들이 꽃에서 따온 단물을 수분증발에 위한 선풍작업 후 타액을 분비하여 40%의 포도당과 38%의 과당을 바꾼 것이다.

주성분은 당질이 대부분이며 비타민B의 복합체인 B1, B2, B6, 판토텐산, 개미산, 젖산, 사과산, 방향물질 등이다. 또한 철, 구리, 망간, 규산, 칼슘, 소듐, 인, 마그네슘 등 미네랄이 풍부하게 들어 있는데, 칼륨이 205mg이나 함유되어 있어 박테리아가 생존하지 못한다. 과당은 체내의 당분흡수를 지연시키고 이미 흡수된 당분을 빨리 소비시켜 혈당의 상승을 막아주는 효과가 있다.

소화가 잘 되기 때문에 위장이 약한 사람에게 좋고 비타민B6이 있어 피부가 거칠어지는 것을 방지해준다. 특히 분해가 빠르기 때문에 신장을 편하게 해주고 진정작용과 피로회복, 변비 등에 좋고 보혈작용까지 한다.

장수와 회춘의 비약인 로열젤리는 주성분이 18~20%나 되는 단백질인데 탄수화물, 지방, 각종 비타민, 아미노산, 미네랄 등과 교감신경 자극제인 아세틸콜린, 강장제인 콜린 및 인산 등이 함유되어 있어 물질의 합성대사를 관여한다. 그렇지만 아직까지 알려지지 않은 'R물질'이라는 것이 신비의 열쇠이다. 『신농본초경』에는 '꿀은 오장의 부족을 안정시키고 기를 늘리며 속을 보한다. 또한 몸 안의 사기를 제거한다.'고 기록되어 있다.

한방 최고의 보약 인삼

인삼은 오랜 옛날부터 신비의 영약으로 인정돼 왔으며 학명으로는 '파낙스'라고 하며 그리스어로 만병통치약이란 뜻이다. 지금까지 밝혀진 인삼의 효능은 강심작용, 건위작용, 항암작용, 간 기능회복작용, 스트레스해소, 동맥경화의 예방, 조혈작용, 정력증진, 피부미용, 두뇌활동 촉진, 당뇨병, 고혈압, 알레르기질환, 류머티즘, 갱년기 장애, 알코올중독 등에서 효능이 뛰어나 만병통치로 통하는 건강식품이다.

특히 강정보혈 작용에는 뛰어난 효능을 지니고 있어 정력 감퇴에 좋다. 인삼은 주로 보약으로 조제하여 쓰지만 최근엔 인삼차, 인삼정(엑기스), 인삼넥타, 인삼드링크제 등 많은 건강식품이 개발되어 있다. 그러나 인삼은 체질에 따른 부작용이 있기 때문에 복용하기 전 전문의에게 진찰을 받은 후 복용해야 한다.

다음은 『신농본초경』에 기록된 인삼칠효설을 소개해보겠다.
1. 원기를 보하고 허탈을 다스린다. 2. 혈액을 만들어내고 맥을 정상적으로 유지시킨다. 3. 마음을 편안하게 하고 정신을 안정시킨다. 4. 진액을 생성하고 갈증을 없앤다. 5. 폐를 보하고 천식을 가라앉게 한다. 6. 위장을 튼튼하게 하고 설사를 멎게 한다. 7. 독을 없애고 종기를 낫게 한다.

06

정력에 뛰어난 우리의 토종식품

유황오리

 유황은 순수한 보양제로 불덩어리면서 가장 강력한 양기가 있는데, 양기란 바로 정력을 말한다. 이것이 바로 불로장생시키는 묘약인 것이다. 유황은 해독법제하기가 지극히 어려운데, 만약 완전히 해독을 하면 최고의 장생약이 된다.

 유황의 성분은 불이다. 물과 불의 힘으로 생물이 존재하는데 만약 물과 불이 없다면 아무것도 살아남을 수가 없다. 예를 들어 인간이 노화되어 죽는다는 것은 불의 힘이 점차로 쇠하여 식기 때문이다.

 유황오리는 유황을 오리에게 먹인 것으로 오리생체를 이용하여 유황을 완전무결하게 해독 법제한 것이다. 양기가 쇠퇴하여 허한이 심하면 신허요통으로 고생하는데, 이때 유황오리 먹고 낫지 않는 사람이 없다.

 오리자체는 해독제임과 동시에 보양제다. 오리 뇌수 속에 강력한 해독성분이 들어있어 독극물을 먹어도 잘 죽지 않는다. 즉 오리생체에 함유되어 있는 해독물질은 사람이 섭취했을 때 농약, 화공약품 등 각종 약독공해에 찌든 오장육부를 해독시키고 어혈을 풀어주며 소염 소농작용으로 염증을 제거한다.
 특히 오리는 늑막염, 골수염, 골수암, 결핵 관절염, 습성 관절염, 척수염, 유종, 유암 등에 없어서는 안 될 필수제이다.

마늘

 마늘엔 항암효과가 있다는 것이 실험을 통해 입증되고 있다. 그러나 이것은 지극히 일부분으로 아직까지 신비한 효능을 완전하게 파악된 것이 아니다. 예로부터 마늘은 살균, 살충, 거악생신하는 작용이 뛰어난 것으로 알려져 있다. 마늘즙의 찐득찐득하고 달라붙는 성분은 강력한 접착제로 백금성분이 들어 있어 뼈를 단단하게 하는 영양덩어리이기도 하다.
 마늘 속에는 피가 되는 혈정수, 피가 이뤄진 다음에 살이 되는 육정수, 피와 살에서 골수가 되는 골정수 등이 함유되어 있다. 마늘은 피와 살과 뼈가 썩어가는 것을 살려냄과 동시에 새로운 피와 살과 뼈를 생성하는 힘을 지니고 있다. 그러나 생마늘의 매운 것은 가스이기 때문에 중금속이 남아있을 수 있다. 그래서 삶거나 구우면 가스가 없어지게 되면서 공해가 제거된다. 불에 구운 마늘은 죽염이나 사리장에 찍어 먹으면 좋다.

 특히 발기가 되려면 혈액순환이 원활해야 하는데, 마늘에 들어있는 알리신이라는 성분은 혈관을 확장시켜 혈액순환을 돕고 혈압과 콜레스테롤을 낮추는 기능을 가지고 있다. 따라서 마늘을 먹으면 발기가 잘되어 성관계가 원활하게 이뤄진다. 그리고 마늘 속의 알리신은 남성 호르몬의 분비를 촉진시켜 성욕을 자극하며 정자수도 증가시킨다. 알리신은 체내에서 비타민 B1과 결합할 경우 피로회복과 활력증진에 큰 도움을 준다.

전복

 죽이나 스프에 넣어 먹으면 된다. 여름이 제철인 전복은 정력을 강하게 하는데 대표적인 스태미나식품이다. 몸에 꼭 필요한 단백질성분인 필수아미노산이 풍부하게 들어 있기 때문이다. 또한 고혈압, 이명증(귀가 울리는 증상), 허약체질의 치료식으로도 정평이 나있다.

셀러리생즙

 매일 아침 1컵씩 마시면 쇠퇴되었던 정력이 회복된다. 셀러리는 강정 강장작용을 하기 때문에 유럽에서 최고의 인기를 누리는 채소다. 가능한 한 많이 먹는 것이 좋다.

민물 게

　게장으로 담가 먹으면 정력이 강해지는데, 민물 게의 내장 속에는 갯벌 흙에 함유되어 있는 약효가 들어 있다. 게를 잡은 즉시 산채로 씻은 후 찧다가 고춧가루와 간장을 넣고 다시 찧는다. 이것이 잘 이겨지면 뚜껑이 있는 용기에 담아 냉장고에 3개월 정도 보관해둔다. 이렇게 만든 게장에는 칼슘, 미네랄 등이 듬뿍 들어있어 성장기 어린이들의 성기 발육에 좋고 장년기에는 양기부족을 치료해 준다.

감식초

　남성 불임치료에 도움이 되는 것으로 알려져 있는데, 옛날 자손이 귀한 집에서는 감식초를 만들어두었다가 먹었다. 이것은 감식초가 정액을 충실히 하는 작용을 하여 남성의 불임을 치료하기 때문이다. 감식초는 양조식초에 감을 잘게 썰어서 절여두면 되는데, 보름만 두어도 충분하다. 이 식초를 야채요리에 듬뿍 넣어 먹으면 된다. 또한 매일 아침저녁 감식초만 1순가락씩 먹어도 된다.

땅콩

토코페롤의 보고인 땅콩은 필수지방산이 풍부하여 콜레스테롤을 씻어내는 효과가 있기 때문에 당뇨병환자에게 좋은 식품이다. 또한 땅콩은 콩류 중 당질이 가장 적게 들어 있다. 특히 단백질의 60%가 글로블린 형태로 함유되어 있으며 필수아미노산인 라이신도 풍부하다. 불포화지방산이 많이 들어있고, 그 중에 리놀산과 아라키돈산 같은 필수지방산이 많은 것이 특징이다. 무기질로는 인산이 레시틴형태로 다량 함유되어 있지만 칼슘이 적게 들어있는 산성식품이다. 비타민류도 B1, B2, E 등이 풍부해 강정 스태미나식품으로 높은 평가를 받고 있다.

더덕

효과가 높은 건강식품이며 사삼이라고도 하는 중요한 한약재다. 더덕을 이용한 재래음식은 더덕 누른적, 더덕구이, 더덕생채, 더덕장아찌, 더덕나물, 더덕장 등이 있으며 술로도 먹는다. 더덕술은 엷은 황색을 띠며 향미가 좋은데 강장제로 좋고 가래 제거에 효과적이다. 칼슘, 인 등이 풍부하게 함유돼 있고 사포닌 성분도 들어있다.

포도 씨

 포도는 소화기능을 돕는 효능과 이뇨작용이 있는데 한방에서는 포도 씨를 강장제로 사용한다.『신농본초경』에는 '포도가 근골과 습비를 다스리며 살을 찌게하고 몸을 튼튼히 한다.'고 했고, 약용식물사전에는 '적포도주는 흥분성 음료로서 모든 쇠약과 허탈증에 좋으며 씨를 콓아서 가루로 먹으면 음위증을 치료하는 효과가 있다.'고 기록되어 있다. 따라서 포도를 정력증강을 위해서 먹을 때는 과육보다 씨가 좋은데 그냥 먹으면 소화가 잘 안되기 때문에 씨만 빼서 볶아 가루로 만들어 벌꿀에 재워 먹으면 된다.

 과즙에는 포도당과 과당, 주석산, 사과산, 구연산, 포도산, 탄닌 등이 들어 있고 칼륨, 칼슘, 철분 등이 많은 알카리성 식품이다. 포도알의 색소는 안토치안계의 일종인 에닌이며, 씨에는 지방유가 15~20% 정도 들어 있는데 주성분은 리놀산, 글리세린, 스테아린, 팔미틴 등이다. 포도의 성분을 보면 수분이 86.4%, 단백질 1.0g, 지방 0.8g, 당질 14.1g, 회분 0.3g, 칼슘 12mg, 인 20mg, 철 0.5mg, 티아민 0.40mg, 리보플라민 0.25mg, 나이아신 0.3mg으로 조성되어 있다.

대추

한방에서는 완화제로 모든 보약에 배합되는데, 쇠약해진 내장기능을 회복시키고 이뇨, 신경쇠약, 빈혈, 식욕부진, 부인의 냉증을 비롯해 피부를 윤택하게 하는 작용이 있어 예로부터 불로장수의 건강식품으로 애용되어 왔다. 또한 오장을 보하고 십이경맥을 도우고 진액을 보하고 9규를 통해 뜻을 강하게 하고 백약을 화하게 한다.

잣

방사과다에 잣이 특효다. 잣은 칼로리가 높은 자양강장식품으로서 비타민 E와 철, 인 등이 풍부하다. 또한 리놀산, 리놀레인산 등의 불포화지방산이 풍부해서 혈압을 내려주고 피부를 윤택하게 해준다. 잣은 옛날부터 신선들이 불로장생식품으로 애용했다는 얘기가 있을 정도로 오장을 강화하고 몸을 튼튼히 해준다. 따라서 노인이나 병약자에게 잣죽을 쑤어주었으며, 요즘은 잣죽이 강정식품으로 인기를 누리고 있다.

은행

강정효과가 뛰어나다. 은행은 식용과 약용으로 쓰이는데 특히 당질이 많으며 대부분이 전분으로 구성되어 있다. 은행에는 신경조직의 성분이 있는데 레시틴과 비타민 D의 모체가 되는 에르고스테린도 들어있다. 예로부터 정력 강장제로 알려진 은행은 한방에서 진해제로 사용되어 왔고 어린이 야뇨증에 특효다.

연밥

연은 버릴 데가 없는 식물로 뿌리(연근), 잎, 화판, 화탁, 연실(씨), 유아 등이 약용이나 식용으로 사용된다. 그중에서도 연밥(씨)은 옛날 중국의 상류사회에서 미용식과 강정식품으로 애용되어 왔다. 이들은 밤참 대용으로 몇 가지 한약재와 함께 삶아 먹었는데 연밥을 한 사람 몫으로 30개, 감실 15g, 율무쌀 25g, 건조한 용안육 4g을 한 시간 반 쯤 달인 물에 벌꿀을 타서 건더기와 함께 먹는 훌륭한 강정식이다.

연근은 주성분이 당분인데 대부분이 녹말이다. 아미노산으로는 아스파라긴, 알기닌, 티록신이 많으며 레시틴과 팩틴 등도 풍부하다. 연자육은 양심안신, 익신고삽, 건비지사 작용을 하기 때문에 심장이 두근거리거나 잠이 오지 않거나 부인질

환인 대하, 붕루, 유정, 설사 등에 좋다. 연밥은 간장, 자궁출혈 등을 다스린다.

구기자술

구기자는 한방의 영약으로 민간약으로도 애용돼 왔는데, 특히 강정강장의 효과가 높으며 동맥경화까지 예방한다. 더구나 자보간신과 익정명목작용이 있어 허리가 아플 때, 기력이 약할 때, 어지럽거나 피곤을 많이 느낄 때, 양기가 떨어질 때 사용하면 좋다.

예로부터 독신남자에게 구기자를 먹이지 말라는 말이 있을 정도로 구기자는 강정강장효과가 크며 불로장생의 식품이다. 또한 옛날에 청년들도 따를 수 없는 정력을 과시하는 노인이 있었다. 어느 날 청년들이 노인에게 찾아가 건강하고 오래 사는 이유를 물었는데, 그 대답은 우물물을 먹는 것 밖에 없다고 했다. 그 우물엔 주변에 무성한 구기자나무가 있었다고 한다.

07
정력에 해가 되는 음식

 모든 인스턴트식품, 모든 탄산음료, 녹차. 매실(위 기능이 저하된 사람에겐 나쁘다), 가공식품인 햄, 소시지, 주스류(껍질을 벗기면 섬유질이 부족하다), 산초가루를 넣지 않은 추어탕, 보신탕은 마늘과는 상극, 겨울에 먹는 보리, 겨울에 먹는 수박 등이다.

 보리와 수박은 계절에 맞게 수확해야 하고 우리 입에 들어오는 것은 주위 온도가 높을 때 우리의 몸을 조절하게 하기 때문이다. 각 나라마다 인체가 다르듯 섭생법과 문화가 다르듯 토양과 기후도 그 민족에 맞게 되어 있다. 따라서 우리 땅에서 나온 제철음식을 먹어야 하는 것이다.

5장

확실한 효과를 보는 전통 정력 약초

01

정력을 보강해주는 한방차

오줌으로 오강단지를 뒤엎는 복분자

한 노인이 산에 나무를 하러 갔다가 산속의 맛있는 열매를 발견하고 맘껏 따먹고 집으로 돌아와 소변을 보니 소변에 힘이 있어 변기인 요강이 엎어져 버렸다. '복' 자는 엎어질 覆자이고 '분' 자는 그릇요강 盆로 오줌발이 세어 요강이 뒤집힌다고 해서 覆盆子라고 이름이 붙여졌다. 한방에서 산딸기를 복분자라고 하는 이유는 '산딸기를 먹고 오줌을 누면 요강단지를 뒤엎을 정도로 오줌발이 세어진다.'는 뜻이다.

복분자에는 포도당, 과당, 펙틴 등과 유기산인 사과산, 살리실산, 개미산 등을 함유하고 있으며 비타민 B, C 등 몸에 좋은 영양소가 풍부하다. 복분자 딸기의 미숙한 과실을 채취한 후 건조시켜 사용하면 된다. 소변이 제대로 나오지 않은 경우와 양기가 강할 땐 먹지 말아야 한다.

복분자는 신장기능을 보강시키면서 정을 치밀하게 하기 때문에 양위, 소변빈삭, 성선쇠약으로 인한 불임증 등에 효과가 있다.

성욕을 높여주는 타수정방

여성은 유방이 팽팽해지고 난소와 질 점막의 발육이 촉진되어 성욕이 높아진다. 남성은 피로제거와 함께 피부가 윤택해지면서 정력까지 강해진다. 처방은 자하거, 구판, 숙지황, 인삼, 천문동, 맥문동, 우슬, 두충, 황백, 자무(인도네시아의 특산 생약) 등이다. 하지만 원방대로 만들지 않고 자하거, 숙지황, 두충, 인삼, 구기자, 오미자, 육종용 등으로 가루로 만들어 꿀로 알을 빚어 1회 9~12g씩 온수로 복용한다.

양을 백 번 교미하게 한 삼지구엽초

淫羊 藿辛陰陽興 堅筋益骨志力增(음양곽은 미신하다. 음양을 흥성하게 하고, 근을 굳히고 뼈를 보태며 지력을 늘린다. 술과 함께 쓰면 좋다. 양이 이 풀을 먹으면 하루 백 번 교미한다.(본초)

매자나무과에 속하는 다년생인 삼지구엽초(봄에 노란 꽃이 피고 여름철에 잎이 자라는데 가지가 세 개로 갈라지고 난형의 잎이 각가지에 3장씩 전부 9장이 붙는다)의 잎을 말린 것을 음양곽이라고 한다. 삼지구엽초는 숫양이 즐겨먹는 풀로 이 풀을 먹으면 음란해진다고 해서 음양곽이라고 한다. 음양곽의 주성분은 에페메딘인데 이 성분이 체내에 들어가면 성

호르몬의 분비를 촉진시켜 성욕을 왕성하게 해준다. 자궁냉감, 불감증, 불임증 등에 좋으며, 머리를 맑게 해주기 때문에 건망증에도 최고다. 단 열이 많거나 입이 잘 마르면서 얼굴에 허열이 많은 사람은 삼가야 한다. 이밖에 요통에도 좋다.

 예로부터 한방에서는 삼지구엽초의 효능이 음위의 특효약으로 사용되었는데, 양기, 허리, 무릎을 보하고, 남자의 양기가 떨어져 일어서지 않을 때, 여자의 음기가 떨어져 아이를 낳지 못할 때, 노인의 노망증, 중년의 건망증일 때, 기력을 돋우고 근골을 굳세게 해준다.

 강정강장약으로 신경쇠약, 류머티즘, 전신불수, 성기능약화, 성 발육부진, 성호르몬 장애, 월경 장애, 건망증 등에 사용된다. 또한 건위소화약으로 땀내기약, 종양치료약으로도 이용된다.

정력증진의 씨앗 토사자

兎絲甘平治夢遺添精强筋腰膝萎(토사자는 달고 성질이 평하다. 몽유를 다스리며 첨정 강근하고 요슬의 마비를 고친다. 4~5일간 주침하여 쪄서 말린 것을 갈아서 떡을 만들어 오리 몇을 넣고 찧으면 즉각 가루가 된다. 소갈을 멈추려면 전탕하여 그 탕을 수시로 복용하는 것이 좋다)

토사자는 음양곽, 하수오와 함께 정력을 증진시키는 대표적인 생약이다. 토사자차를 오래 복용하면 눈과 귀가 밝아지고 몸이 가벼워져 장수할 수가 있다. 남녀가 함께 복용하면 신장의 허약으로 인한 불임증 치료와 정력이 증진된다. 토사자는 넝쿨을 벋는 메꽃과의 한해살이풀로 원줄기는 노란색이고 철사모양이면서 털이 없으며 종자가 발아하여 다른 나무에 기생해서 양분을 흡수한다. 길이 약 5m 정도로 뒤엉켜서 자라고 잎은 비늘모양으로 길이가 0.2cm 정도의 삼각형이다. 꽃은 흰색으로 수상화서를 이루고 작은 꽃자루는 짧거나 없으며 여러 개가 모여서 덩어리로 핀다. 그 씨를 토사자라고 하는데 여문 것을 따서 햇볕에 말리면 된다. 한방에서는 강정강장약으로 음위증, 유정, 요통 등에 쓰이고 진정약, 진통약, 설사약으로도 사용된다. 민간에서는 전초 즙으로 구진(농포)을 없애기 위해 얼굴을 씻으며 가래약, 피 멎이 약으로도 사용된다.

혈액순환을 원활하게 해주는 황기

　黃氏甘溫收汗表 托瘡生肌虛莫少(황기는 미감, 성질이 온순하며 한표를 거둔다. 창을 헤쳐 살이나게 하며, 허한데 많이 사용된다)

표증을 다스림에는 생용하고 허증을 다스림에는 밀적한다. 귀갑, 백선피를 오하고, 방풍과 함께 쓰면 그 효력이 배가 된다. 모든 허증을 다스리는데 기를 돕고 비를 건강하게 하며, 열을 없애며 고름을 빼고 피를 살리기 때문에 창병엔 특효약이다. 땀이 없을 땐 발한시키고 땀이 있을 땐 지한시키기 때문에 소아의 여러 병과 부인의 대하 같은 질병을 다스린다.

 황기는 콩과에 속하는 다년생의 풀로 한방에서는 황기뿌리의 성질이 평온하며 원기를 돕고 방한의 약재로 사용한다.

 뿌리와 전초의 알코올 추출액은 진정작용이 있으며, 동맥의 압을 지속적으로 내리는 작용을 한다. 또한 황기추출액은 혈관을 넓히고 혈압을 낮춘다.

배뇨와 고환의 습을 다스리는 보중익기탕

 소화불량으로 흡수력이 나빠지면서 얼굴이 누렇게 뜨거나, 아침에 얼굴과 손등이 붓거나, 잦은 소변과 배뇨의 힘이 없거나, 사지가 흐늘거리면서 때때로 저리거나, 머리가 무겁고 배꼽둘레가 벌떡벌떡 뛰거나, 다한증 등에 효과적이다. 또한 고환이 습하거나, 정자가 부족하거나, 정자활동이 약한 경우 등에도 좋다. 처방은 황기 6g, 인삼, 백출, 감초 각 4g, 당귀, 진피, 승마, 시호 각 2g 등을 잘 섞어 1일에 2번씩 달여서 먹는다.

정력 감퇴 해소엔 오가피

오갈피 과에 속하는 낙엽관목으로 2m 이상 자라고 여름에는 황록색 꽃이 두상화로 피는데 열매는 9월에 검게 익는다. 오갈피나무의 뿌리껍질과 줄기껍질을 약용으로 사용하며 껍질이 두껍고 부서지지 않는 것이 좋은 품질이다. 바늘모양의 가시가 줄기에 돋고 쪽잎은 난형이며 손바닥처럼 모인 겹잎이다. 여름에 작은 꽃이 산형으로 피고 9월이 되면 검은색의 타원형 열매를 맺는다. 가을에 뿌리껍질을 채취해 물로 깨끗하게 씻은 후 햇볕에 말리면 된다.

강정, 강장에 좋고 중추신경 흥분현상이 있기 때문에 피로회복, 정력 감퇴, 기억력 상실 등에 장기 복용하면 좋다. 허리, 다리의 골격이 연약해 통증이 있고 보행 장애를 일으키는 사람에게도 효과가 있다.

임상실험에 의하면 방사선 방어효능이 있고 종양세포의 활착과 다른 조직세포로의 전이를 억제시킨다. 이것은 악성종양의 외과적 치료를 좋게 할 수 있도록 도와준다. 또한 항암제에 대한 건강한 세포의 저항성을 높여주기도 한다. 열매 역시 생체의 저항성을 높여주지만 급성 전염병에는 별 효과가 없다.

보약으로써 정신적 육체적 피로와 병후쇠약에 사용하고 히스테리에도 좋으며 당뇨병, 동맥경화증과 류머티즘 근염에도 치료효과가 있다. 가시오갈피의 뿌리를 복용하면 면역성이 강화되고 피로가 풀리는 산화과정을 빠르게 작용한다. 그렇지만 열성질병, 급성전염병, 고혈압, 숨 가쁨, 기외수축과 같은 심장병에는 사용하지 않는다.

열매 비아그라 오미자

五味酸溫能止渴久嗽虛勞金水竭(오미자는 시고 성질이 온순하다. 능히 지갈하며 오랜 해수와 허로, 금수의 부족을 다스린다. 오미자의 껍질은 시고, 살은 달고, 핵은 맵고 달고, 전체적으로는 떫으니 이는 오미를 갖춘 셈이다)

산골짜기에서 자라는데 줄기는 갈색이고 나무에 기어오르는 성질을 가지고 있다. 잎은 어긋나고 넓은 타원형과 긴 타원형 또는 달걀 모양이며, 뒷면 잎맥 위에는 털이 있고 가장자리엔 치아모양의 톱니가 있다. 꽃은 6~7월에 피고 단성화이며 약간 붉은빛 도는 황백색이다. 꽃이 핀 다음 암꽃의 꽃 턱은 길이 3~5cm로 자라서 열매가 수상으로 달린다. 열매는 장과로 거의 둥글고 이삭모양으로 여러 개 달린다. 8~9월에 홍색으로 익는데 1~2개의 홍갈색 종자가 들어 있다. 어린 순은 나물로 먹는데 열매가 신맛, 단맛, 쓴맛, 짠맛, 매운맛 등 다섯 가지 맛이 섞여 있다고 오미자라고 한다.

자양, 강장, 진해, 거담, 지한 등에 효력이 있어 해수, 유정, 구갈, 도한, 급성간염 등에 사용된다. 민간에서는 오미자차나 술로 담근다.

 전신쇠약, 정신육체의 피로, 신경쇠약, 저혈압, 심장기능저하, 영양 실조성 궤양과 상처 등에도 사용된다. 씨 가루와 팅크는 중노동과 정밀한 정신노동을 하는 사람들에게 투여했을 때 30분만에 노동능력이 높아지고 3~4시간 효과가 지속된다.

 열매즙은 위장운동 기능을 항진시키며 정상으로 만들어 주고, 껍질과 잎으로는 차를 만들어 먹는데 향기가 나고 밥맛을 돋워 소화를 도와준다. 열매는 간질병에도 효과가 있으며 부작용이 없어 안심하고 사용할 수가 있다.

정력증진과 기억력 감퇴엔 두충

杜沖辛甘固精能 小便淋瀝腰膝痛(두충은 미신감 하다. 고정하기에 능하고 소변임력과 요슬통 등을 다스린다. 간으로 들어가고 신을 보하며 현삼과 뱀허물을 오하고 철을 기한다)

 두충은 한방약재로 사용되는 나무껍질의 일종인데 성인병 치료에 뛰어난 약효를 지니고 있다. 또한 간장과 신장에 작용하여 이들 장기가 주관하는 근육과 골격을 튼튼하게 하며 불로장수의 약효가 있다고 전해진다.

 허약한 신체기관에 활력을 주고 심신을 상쾌하게 하는 보약으로 이용되고 있다. 또한 정력 및 기억력 감퇴, 간장병, 심장병, 고혈압 등에도 좋다. 두충의 1회 복용 용량은 15~20g인데 너무 지나치게 정력이 좋은 사람은 삼가는 것이 좋다. 두충 잎을 잘게 썰어 약간 볶거나 소금물에 담갔다가 건져서 말린 다음 뜨거운 물을 부어 맛이 우러나기를 기다린다. 따뜻한 찻잔에 우러난 물을 부어 마시면 된다.

 또한 고혈압, 동맥경화를 예방할 수 있고 근육경련 방지와 퇴행성관절염, 혈액순환 등에 탁월하다. 신경통, 요통, 하체허약, 성기능 감퇴에 효과적이며 자궁이 좋지 않아서 생기는 습관성 유산에도 장기 복용하면 된다.

산속의 자양강장제 마(산약)

山藥甘溫善補中 理脾止瀉益腎功(서여는 미감 성온하다. 보중을 잘하며 이비, 지사, 익신하는 효력이 있다)

 서여라고도 하는데 약으로도 좋지만 보조식품으로서도 훌륭하다. 병후회복, 전신쇠약, 비위허약, 피로회복 등의 보약제로 사용되어 왔고, 특히 병약자들과 노인들의 보약으로도 애용되었다. 많은 영양성분을 함유한 자양 강장제이며 민간에서는 야뇨증, 유정, 식은땀 등에 쓰인다.

페니스의 교통경찰 비파 잎

枇杷葉苦偏理肺 解酒淸上兼吐穢(비파엽은 쓰다. 주로 폐를 조리하며 주독을 풀고 상포를 맑게 하고 또 더러운 것을 토하게 한다. 불로 구어서 헝겊으로 털을 닦아낸다. 위병과 폐병 약이다)

과거 비파 잎은 땀띠를 예방해준다고 해 이불의 재료로 사용되기도 했으며, 지금도 류머티즘, 신경통, 치질(우러난 물로 좌욕) 등에 효과적이다. 장미과의 높이 약 10m에 이르는 상록교목으로 일본이 원산이며 제주도 남해안 일대에서 재배된다. 잎은 긴 난형이며 겉면에 윤기가 있고, 뒷면에는 연한 갈색털이 덮여 있으며, 어긋나기(호생)로 난다. 어린 가지는 굵고 연한 털이 많고 가을에 꽃이 피어서 다음해 6월에 열매를 맺는다. 잎 모양이 현악기 비파와 비슷하다고 해서 비파 엽이라고 한다.

비파의 잎에는 아망다린이라는 성분이 들어 있어 이뇨, 진해, 여름철 더위, 피로회복, 식욕 증진에 좋은 효과가 있다. 신경통이나 종기 등에 비파의 엑기스를 환부에 바르고 습포하면 효과를 볼 수 있다.

생리기능 강화와 정력증강의 묘약 산수유

山茱性溫治腎虛 精髓腰膝耳鳴如(산수는 성온하다. 신허를 다스리며 고정하고 요슬을 덥게 하고 이명을 고친다. 주침해서 거핵하고 핵은 반대로 활정하기 때문이다. 길경, 방기, 방풍을 오한다)

산수유는 맛이 시고 깔깔하며 독이 없고 성질이 따뜻해 자양, 강장에 효과가 있다. 특히 무릎이 시리거나 힘이 없으면서 아픈 증상에 좋다. 산수유의 추출액은 신장이 약한 것과 오줌이 질금거리는 것을 고치고 유정과 몽정 등을 멈추게 한다.

자양 강장제, 수렴 약으로 콩팥을 보하고 땀을 자주 흘리며 소변보기가 힘들 때, 요통, 월경불순, 신경쇠약, 어지럼증 등에 사용된다.

산수유 달임 : 3~5g을 물 200cc되게 달여서 신경쇠약, 어지럼증, 강장약으로 하루 3번에 나누어 마시면 된다.

팔미지황환 : 건지황 8g, 산수유, 산약 각 4g, 택사, 목단피 각 8g, 계피, 부자포 각 1g을 작말하여 꿀을 넣어 환으로 만든다. 요실금, 야뇨증, 노인성 요통, 당뇨병, 만성신장염, 방광염, 동맥경화증에 한번에 2g씩 하루 3번 복용한다.

이밖에 육미환과 팔미탕의 처방에도 들어간다. 해수병과 해열, 요통, 머리가 아플 때에도 효과가 있다. 두풍, 귀먹은 것을 낮게 하기도 한다. 음위나 유정, 노인의 소변이 절도가 없는 것을 멎게 하는 효과도 있다. 또한 혈액을 따뜻하게 해줘 혈액순환을 활성화시킴으로서 혈액을 맑게 해주는데 탁월한 효과가 있다.

성욕을 자동으로 일으키는 사상환

사상자를 뱀도랏씨나 뱀밥풀이라고도 부른다. 즉 뱀이 풀덩굴에 몸을 기대고 이 씨앗을 즐겨서 먹는다고 붙여진 이름이다. 따라서 이것을 먹으면 뱀처럼 정력과 성욕이 자동적으로 일어나기 때문에 사익이라고도 한다. 사상자는 우엉 씨, 부추 씨를 동일한 비율로 섞은 후 가루로 만든다. 이 가루를 꿀로 반죽해 청심환 크기의 알로 만들어서 하르에 1알씩 2번 복용하면 된다.

음양조화 균형으로 부부를 행복하게 해주는 쌍화탕

한방에서는 음양의 기운에, 기혈이 상한 감기에, 음양기운의 조화를 맞춘다는 뜻을 가진 쌍화탕을 처방해준다. 쌍화탕의 재료는 백작약 10g, 숙지황 4g, 황기 4g, 당귀 4g, 천궁 4g, 계피3g, 감초 3g, 대추 2개, 생강 3쪽 등이다. 쌍화탕을 다릴 때 그윽하게 풍기는 냄새로 약기운을 취하고 그 다음에 충분히 우려서 마시는 탕액은 약초의 풍부한 맛을 먹는 것이다. 하지만 심한 감기(독감)에 걸렸을 때 선조들은 금을 주어도 바꾸지 않는다는 '불환금 정기산(不煥金正氣散)'이란 약재를 쌍화탕과 함께 달여서 복용했다. 이것이 바로 쌍화탕과 불환금 정기산을 합한 쌍금탕(雙金湯)이다.

 쌍금탕은 환절기의 심한 기온차이나 과로 혹은 위장장애를 겸한 감기몸살을 풀어주는 한방의 기본적인 처방이다. 쌍화차는 냄새나 맛이 구수하여 마시는 사람이 많다. 동의보감에 의하면 호흡기 질환, 감기 등에 좋으며 머리를 맑게 해주고, 피로회복에 효험이 있어 즐겨 찾는 것으로 전해지고 있다.

기와 혈의 보완의 정력제 인삼

 人蔘味甘補元氣 止渴生津調榮衛(인삼은 미감하고, 원기를 보하고, 갈증을 멎게 하고, 진액을 나게 하며, 영(동맥혈)과 위(정맥혈)를 조절하는 기와 혈의 약이다. 세신을 밀봉해서 넣어두면 해가 지나도 좀이 나지 않는다. 여로에 반하고, 오령지, 조각, 흑두, 자석영을 오하고, 철을 기한다)

 폐와 비의 화를 사하고, 복령과 함께 신의 화를 사하고, 맥문동과 함께 생맥하고, 건강과 함께 기를 보하고, 황기와 감초와 함께 대열을 제거하고, 음화를 사하는 창병의 명약이다.

 산에 절로 자란 것을 산삼, 밭에 심어 자란 것을 재배 삼, 산에 심어서 자란 것을 장뢰삼이라고 한다. 재배 삼의 잔뿌리를 자르고 말린 것을 백삼, 쪄서 말린 것을 홍삼이라고 한다. 백삼을 곧게 펴서 말린 것을 직삼(흔히 6~7년생), 밑동을 둥글게 감아서 말린 것을 곡삼(흔히 3~4년생)이라고 한다. 삼의 가공과정에서 잔뿌리 자른 것을 말려 미삼이라고 한다.

 인삼은 예로부터 보약으로 사용되어왔다. 적게는 2~10g, 많게는 15~35g을 한 번에 달여서 먹기도 하는데, 인삼을 구급약으로 사용할 경우 12~35g의 인삼을 물에 달여서 먹거나 인삼주사(물1cc에 0.57g포함) 2~4cc를 근육 또는 정맥에 주사하면 기진한 사람을 깨어나게 할 수 있다.

 인삼을 심장혈관계 질환에 사용하여 저혈압 또는 고혈압을 고치고, 심장영양장애, 심장동맥경화, 협심증에도 사용된다. 적은양은 혈압을 높이고 많은 양은 혈압을 낮춘다. 또한 당뇨병과 신경쇠약 정신병 등에도 효과가 있다. 더구나 무기력증이나 위, 소화기계통의 무력증에도 좋다.

 인삼은 음위증 등 기력이 약해진 증세에 효과가 있고 눈을 밝게 하며 아디슨 병을 치료하기도 한다. 인삼 줄기나 잎을 20%의 에탄올로 우려서 50%의 팅크를 만들어 처음에는 60cc 정도를 먹다가 양을 늘려 하루 300cc까지 먹는다. 이렇게 하면 2~4개월 만에 혈당과 혈압이 높아진다.

조루나 음위증를 치료하는 야관문

 양기부족이나 조루, 음위증을 치료하는 데에도 탁월한 효력이 있으며 간을 튼튼하게 하여 눈을 밝게 하고 밤눈 어두운 것을 치료하면서 어혈까지 제거해준다. 기관지염이나 기관지천식으로 기침을 심하게 하고 가래가 많이 나오는 데에도 탁월한 효과가 있다. 급성위염이나 위궤양, 설사, 탈항, 타박상, 종기를 비롯해 기침에도 좋다.

정력 감퇴를 막아주는 효자 부추 씨

 부추 씨에는 신과 간의 활동력을 회복시켜주고 혈행을 원활히 해서 발기력을 회복시키는데 필요한 성분이 함유되어 있다. 또한 중년 여성 두 명 중 한 명은 요실금과 빈뇨증에 시달리고 있다. 원인은 신장이나 비장 등이 허약해졌기 때문에 나타나는 것이다. 생명에너지를 담당하고 있는 신장은 나이가 들수록 그 움직임이 약해진다. 신장은 오줌을 만들고 배설을 조종하는 작용을 하기 때문에 이 작용이 쇠퇴하면 요실금과 빈뇨증이 된다.

특히 비장은 소화를 촉진시키고 기와 함께 영양분을 전신에 골고루 보급한다. 이것이 약해지면 기가 부족해지고 오줌의 배설을 조종하는 괄약근 등의 움직임이 저하된다. 부추 씨는 이런 신장이나 비장의 움직임을 활발하게 하는 성분을 풍부하게 함유하고 있다. 따라서 요실금과 빈뇨증을 개선하는데 좋다.

 부추는 비옥하지 않은 메마른 땅에서도 아주 힘차게 자라는 성질을 지니고 있다. 즉 부추에는 카로틴이나 비타민 E가 풍부하게 함유되어 있다. 그리고 칼륨과 정력을 높여주는 아연 등의 미네랄까지 풍부하다. 또한 부추 씨에는 흙이 가지고 있는 유효성분과 함께 생명에너지가 들어있기 때문에 줄기에 없는 유효성분까지 지니고 있다. 따라서 생명에너지를 얻게 됨으로써 인간의 정력이 회복되는 것이다. 부추 씨는 정력 감퇴, 오줌이 저절로 새어나오는 증상, 빈뇨증 외 혈액순환이 좋아지며 냉증, 요통, 탈모, 백발 등이 개선된다.

02

정력증진을 위한 강정보약

발기부전엔 양위회춘탕

양위란 발기가 되지 않거나 발기되어도 정상적인 성교를 할 수 없는 질환이다. 이에 따른 증상을 개선하여 회춘시키는 처방이다. 중국 한나라 때 성제는 요희 조비연과 그녀의 동생 합덕을 총애했다. 이때 동생 합덕은 언니 조비연의 애교를 따라 잡을 수 없다고 생각해 비상수단으로 은밀히 '신솔교' 라는 비약을 성제에게 먹였다. 그러자 밤마다 합덕과 성애를 즐기던 임금은 어느 날 합덕의 복부 위에서 복상사하고 말았다. 그 이후 '신솔교' 은 전설의 비약으로 전해져 내려왔다.

훗날 '신술교' 처방 중 지나치게 강렬한 성분의 광물성 약재 몇 개를 빼고, 그 대신 파고지 즉 '사막의 인삼' 으로 불리는 육종용 등을 섞어 새 처방을 구성하게 되었다. 그 처방이 바로 '신솔산' 이다. 현재는 이 처방에 하반신을 뜨겁게 만드는 파극 등을 더해 새로운 처방을 재구성했는데, 이것인 양위회춘당이다. 이것이야말로 양위증을 다스리고 조루증의 남성을 회춘시킨다는 명약인 것이다. 하지만 정력이 강하거나 성적

흥분을 잘 느끼는 열성 체질의 남성은 절대 복용해서는 안 된다. 그 이유는 코피가 터지기 때문이다.

처방전은 인삼, 구기자 각 200g, 파고지, 파극 각 150g, 육종용 300g으로 20첩을 만들어 전탕해서 복용하거나 소주에 담갔다가 15일 후부터 한 잔씩 복용하면 된다.

섹스 후의 요통엔 건요사륙탕

신허 요통은 내분비 호르몬 계통이 약해서 나타나는 것이다. 다시 말해 신음과 신수가 부족해서 생기는 요통으로 항상 은은한 통증이 있으며, 아침 기상 때 통증이 더 심해지고 섹스 후엔 더 악화된다. '건요사륙탕'은 이런 요통을 치료한다. 이 처방은 한쪽다리로 통증이 전달되는 좌골신경통과 디스크에도 적용되며 비뇨 생식기기능의 허증을 동반하는 요통에도 효과가 좋다.

또한 신허증으로 머리가 항상 무겁고 가끔 아프거나, 귀가 울리거나 먹먹하거나, 입이 마르거나, 머리카락이 잘 빠지거나, 눈이 피로하며 시거나, 눈꺼풀이 자꾸 떨리는 경련이 오거나, 어깨가 무겁고 몸이 천근같을 때에도 이 처방이 통한다. 이밖에 소변이 자주 마렵거나, 용변 후에 뒤끝이 개운치 않거나, 다리에 힘이 없으며 무릎이 약한 증상을 포괄적으로 치료할 수 있다.

 또한 혈허증의 여러 가지 증상에도 이 처방이 좋다. 혈허증은 관혈의 부족으로 허약이 나타나는 병리적 증후군이다. 즉 정혈을 화생하는 기능이 감퇴되거나 장애로 생기는 빈혈, 어지럼증, 안면 창백, 가슴 두근거림, 수면장애, 다몽, 건망증, 시력감퇴, 식욕감퇴, 피로권태 등의 증상이 나타난다. 이럴 경우에도 이 처방은 적절한 효과를 가져 온다.

 따라서 남녀노소 구분 없이 누구나 위와 같은 증후가 있다면 두루 쓸 수 있는 것이 이 처방의 장점이다.

 처방전은 백출, 의이인 각 12g, 속단, 용안육 각 8g, 산약, 산수유, 금모구척 각 6g, 백복령, 택사, 당귀, 천궁, 백작약, 우슬, 모과, 강활, 두충, 감초 각 4g 등이다.

야간배뇨와 야뇨증 치료엔 축천환

 신양허증엔 신양허쇠, 신불납기, 신허수범, 신기불고 등 네 가지의 병증이 있다. 신양허쇠의 증상은 허리와 무릎이 시큰거리고 힘이 없으며, 몸과 손발이 냉하면서 추위에 약하다. 더구나 발기불능이나 불임을 일으키며 소변이 잦고 부종을 일으킨다. 신불납기의 증상은 숨이 가쁘고 조금만 움직여도 숨이 몹시 가쁘며, 손발이 차고 얼굴에 부종이 생긴다. 신허

수범의 증상은 허리 아래에 부종이 나타난다. 허리가 아프고 심장이 후들후들 놀란 듯 뛰고 숨차며, 기침이 나고 목에서 가르랑거리는 가래가 끓는 소리가 난다. 신기불고의 증상은 첫째 조루증이나 유정, 몽정이 잘 일어나고 여자라면 대하증이 나타난다. 둘째 소변이 시도 때도 없이 잦고 농축되지 않아 맹물 같으며, 자주 지리고 가름하지 못해 옷을 적시며, 야간 배뇨가 많고 야뇨증을 일으킨다. 이때 사용되는 처방은 '금쇄고정환'과 '축천환'이다. 처방은 오약과 인지인을 반반씩 섞어 가루내면 된다. 한편 산약가루를 술로 끓여 풀을 쑨 후 오약과 익지인 가루를 산약 풀로 반죽해서 오자대의 알로 빚어 취침 전에 엷게 끓인 소금물로 70알씩 복용하면 좋다.

알코올 중독으로 떨어진 성기능 회복엔 가미귀비탕, 산화거전탕

술을 마시면 코가 빨개지고, 졸음이 오고, 오줌이 마려운 세 가지 증상이 나타난다. 더구나 술은 성욕을 자극시킨다. 그래서 스크루드라이버라는 칵테일을 일명 '팬티 속의 개미'라고 부르는 것도 그런 맥락이다. 그러나 지나친 과음은 도리어 성욕을 감퇴시킨다. 더구나 장기적인 상습 폭음은 성욕을 저하시킬 뿐만 아니라 정신병을 일으켜 기억력과 지남력을 상실시키고 거짓말쟁이처럼 허담증이 나타난다.

 특히 폭음은 대뇌피질의 비가역적 퇴행을 초래해 책임감과 도덕관념이 희박해지고 천박한 언어와 경솔한 행동을 일삼는다. 또한 편집증적 경향이 망상증으로 발전되기도 한다. 이것으로 나타나는 증상이 이성에 대한 질투 망상과 부정 망상이다. 다시 말해 구금, 폭력, 방화, 살인까지 불사하는 의처증인 것이다.

 허증엔 '가미귀비탕', 신증엔 '산화거전탕'을 처방하거나 내관, 신문, 안명, 태계, 조해 등의 경혈에 침술을 행하면 된다.

 가미귀비탕 처방은 반하, 진피, 지실, 인삼, 백출, 복신, 당귀, 원지, 산조인초, 황기, 용안육 각 3.75g, 천마, 우담성, 죽여 각 2.62g, 당목, 감초 각 1.87g, 생강 3편, 대추 2개 등이다.

 산화거전탕 처방은 백작약 37.5g, 당귀, 맥문동, 백개자 각 18.75g, 시호, 흑산치, 복신, 현삼 각 11.25g, 창포, 감초 각 3.75g 등이다.

임포텐츠 치료엔 기양지신전

 간경이란 경락에 이상이 발생하면 성기주변의 종근이 자양을 받을 수 없기 때문에 임포텐츠가 되는데, 이것은 근위라는 병증에 속한다. 기름진 것을 과식하거나 술을 즐겼을 때도 간경을 따라 습열하주하기 때문에 임포텐츠가 된다. 이때는 양명경도 이상이 있는데, 증상은 음부가 축축하고 가려우며, 아픈 증상을 수반하기 때문에 이것을 실증이라고 한다. 또한 놀라움이나 두려움 같은 스트레스가 원인으로 나타나는 것을 경공상신에 의한 임포텐츠라고 하는데, 이 증세가 악화되면 신양허가 된다. 그리고 근심, 걱정, 사려과다 같은 스트레스의 원인을 심비양허에 의한 은곡부득이라고 하는데, 이것이 악화되면 신음허가 된다.

 당뇨병을 앓기 시작한 1년 뒤부터 임포텐츠가 나타나고 무정액 또는 가성 역류성 사정을 일으키는 경우가 70%나 된다. 여기에는 신양허도 있고 신음허도 있으며, 신음양허의 형도 있다. 이밖에도 항히스타민제의 감기약, 디기탈리스의 강심약, 시메티딘의 항궤양제, 술폰아미드이 항억울제, 페나세틴이나 페닐부타존 같은 진통제, 항콜레스테롤제의 혈압강하제 등을 장기 복용했을 때도 임포텐츠가 생길 수 있다.

 고혈압의 치료약을 복용하면 발기부전이나, 음냉을 주증으로 하면서 허리와 다리가 차고 무력하며 몸은 마르고 기력이 없어진다. 머리가 무겁고 어지러우며 귀가 울리고 입 안이 마르기도 한다. 이런 증상에 '기양지신전'을 처방하여 복용하면 된다.

 처방은 숙지황 40g, 백출 20g, 산수유 16g, 인삼, 구기자 각

12g, 복신 8g, 두충, 육계, 육종용, 파극, 원지 각 4g이다.

약해진 체련보강엔 흑두련고환

 유달리 땀을 많이 흘리는 사람이 있다. 즉 저절로 땀이 나는 것을 자한, 체력의 쇠약으로 진땀을 흘리는 것을 허한, 잠자는 동안만 옷을 적실 정도로 땀을 흘리는 것을 도한이라고 한다. 이런 증상엔 '흑두련고환'이 적격이다.
 인도 북경지대 카라코람 산맥 남쪽기슭 고지대에 자리 잡고 있는 펀자브지방은 장수마을로 유명하다. 평균수명이 100세인 이곳 사람들은 쌀겨 같은 것을 생식하고 과일의 종자를 쪼개 핵을 먹으며, 종자의 기름과 살구 찜으로 감미를 대용하고 있으며, 종자를 물에 담갔다가 지붕에 널어 물을 주면서 싹을 키워서 먹는다.
 한마디로 장수비결 중 하나가 바로 콩인 것이다. 콩으로 콩나물을 키워서 먹는데, 이것을 두아나 혹은 숙아채라고 한다. 콩나물을 다 자라게 하지 않고 순만 내어 쓰는데, 이것이 바로 우황청심환의 재료 중 하나인 대두 황권이다.
 검은콩을 마황 농축액에 하룻밤 담갔다가 건져낸 후 시루에 담아 헝겊을 덮고 마황 농축액을 수시로 주면 1~2일 후에 순이 나오는데 이것을 황수 두권이라고 한다. 이것은 해열, 해독제로 유명하며, 구토를 멈추게 하고, 인후를 부드럽게 하며, 부종, 치통, 요통, 신장병, 당뇨병 등에 효과가 좋다.

콩에는 여러 가지 색상이 있지만 검은콩을 흑두나 오두라고 하여 약용으로 제일 많이 사용된다. 즉 두시도 만드는데, 흑설탕과 함께 즙으로 마시면 고질적인 기침을 완화시키고 정력제로도 사용된다. 특히 감초를 넣어 함께 끓인 물은 최고의 해독제이며, 천화분과 함께 가루로 만든 것은 당뇨병의 명약이다. 검은콩을 볶아 뜨거울 때 청주를 넣고 밀봉했다가 먹으면 산후어지럼증과 산후 체력소모에 따른 허한과 도한에 효과적이다. 남성은 강장, 강정까지 뚜렷한 효력을 갖고 있는 '흑두련고환'을 복용하면 좋다.

'흑두련고환'의 제조법은 먼저 검은콩을 황수 두권으로 만들어야 한다.(이때 마황이 아닌 마황근 농축액을 반드시 사용해야만 된다) 그 다음 황수 두권을 가루로 내어 돼지기름에 개어서 알로 빚는다. 이렇게 만든 알을 1회 6~8g씩 1일 2~3회 공복에 따뜻한 술이나 물로 복용한다. 이 처방은 확실한 효과가 있는 강장강정제이며, 신경쇠약을 안정시키고 허한과 도한에 즉효다.

열에너지를 회복하는 조양환

신양허약성 정력쇠약이란 조루, 몽정, 음위증 등이 나타나는 것은 비슷하지만, 소변이 잦고 변이 묽으며 추위를 타고 무릎에서 찬바람이 일며 허리나 다리가 아프거나 기력이 없다. 또한 아랫배가 차고 소화가 잘 안 되며 몹시 피곤함을 느끼는 등 열에너지가 부족한 증상들일 때 '조양환'을 사용하면 해결된다.

'조양환'의 처방은 해구신, 산수유 각 9g, 파극, 구기자, 숙지황, 산약 각 12g, 녹용 6g을 가루로 내어 꿀로 우황청심환 크기의 알약으로 만들면 된다. 1회에 1~2알씩 1일 2~3회 식후에 복용하는데, 가루상태로 복용해도 되며, 동충하초를 끓인 물과 함께 복용하면 더 효과적이다. 해구신은 물개의 생식기로 보통 길이가 18cm, 너비는 1.2cm인데 곧고 꺾이지 않을 정도로 딴딴하고 살과 기름이 없으며 고환이 두 개 달려있는 것이어야 한다. 그리고 술에 하룻밤 담갔다가 종이에 싸서 약한 불에 살짝 굽듯이 말린 후 잘게 썰어서 사용한다.

고개 숙인 남자를 위한 건양환

이 약을 복용할 때 남자가 확실하게 지켜야 할 여섯 가지 계율이 있는데, 첫째 앙(발기력이 좋아야 한다), 둘째 온(음부가 뜨거워야 한다), 셋째 두 대(귀두가 곤봉처럼 커야 한다), 넷째 장

(길고 커야 한다), 다섯째 건작(단단해야 한다), 여섯째 지필(느지막하게 사정할 정도로 조절할 능력이 있어야 한다) 등이다.

하지만 이것들은 실제로 지키기 어려운 조건들이다. 그래서 현대인들은 VIP(혈관 작동성 장 폴리패프지드)라는 물질을 주사해서 발기력을 지속시키는 요법을 사용하기도 한다. VIP는 해면체 앞에 있는 나행 동맥(구부러진 혈관)주위에 작용, 동맥의 두꺼운 벽을 이완시킴과 동시에 다량의 혈액이 흐르도록 해 발기를 지속시킨다. 이 물질을 주사했을 때 발기될 때까지 소요되는 시간은 10분, 발기의 지속시간은 30분~3시간 이내다. 이밖에 음경보형물을 사용하는 경우도 있다.

하지만 이것보다 전통으로 내려오는 강장제 중의 하나인 '건양환'을 소개해 본다. 이것은 꿀로 빚은 오자대의 알로 쇠고기나 선어까지 들어 있다. 선어는 일종의 웅어로 두렁허리라 불리는 민물고기이다. 뱀처럼 가늘고 길며, 등은 붉은 황색바탕에 어두운 갈색얼룩점이 흩어져 있으며, 배 쪽은 흰 바탕에 회갈색무늬가 있다. 비늘은 없고 아가미구멍은 복부 쪽에 한 개만 있다.

연못이나 논두렁을 뚫고 서식하며 몸에 미끈미끈한 액체가 많아 정력제로 인식되고 있는데, 중국에서는 고가의 식용이다. 특히 등의 얼룩점이 양쪽으로 일곱 쌍으로 있는 것을 칠공선어라 하여 최고의 정력식품으로 꼽힌다. 임포텐츠 처방인 '반룡보천환'에도 선어가 들어가고 '보양환'에도 선어가 큰 몫을 차지하고 있다.

'건양환' 처방은 부자, 숙지황, 인삼, 우육, 선어 각 375g 등의 약재를 건조해서 가루로 내어 꿀로 오자대의 알로 만들어 공복에 30~60알을 1일 2회 온수로 복용한다.

조루증 치료엔 청리자감탕

40대의 마르고 약골인 남자는 청소년기에 자위를 많이 했으며 28세부터 3년간 결핵을 앓으면서 병적으로 자위가 심해졌다. 그런 후 32세에 결혼하고부터 지금까지 조루가 심해졌다. 여기에다 몽정까지 자주 있으며 몽정 후엔 배뇨통까지 있다는 것이다. 그래서 임질을 의심해 검사를 했지만 이상이 전혀 없었다.

그는 고민이 심해져 여성 성기에 대한 심한 공상까지 하면서 머리가 아프고 기운도 빠지고 때와 시간을 가리지 않고 성 충동이 일어나면서 발기되어 고통스럽다고 한다. 하지만 발기 상태가 오래 지속되지 않고 곧바로 이완된다는 것이다. 더구나 조루의 증상인 분비물이 자꾸 흘러 팬티를 적시고, 성기부분이 항상 축축하고 가려우며 고환이나 정관 줄에 통증이 나타난다고 한다.

이것을 치료하려면 음허화동을 다스려야 한다. 즉 음허화동은 음허양부, 허화항성, 용화내번 등이라고 하는데, 정혈과 진액이 휴손하여 양화가 항상 부월하고 음액이 더욱 소진되어 나타나는 것이다.

이런 경우에 나타나는 증상은 성욕항진, 유정, 조루, 몽정을 비롯해 얼굴이 벌겋게 달아오르거나, 손발과 가슴이 후끈하여 번거로움을 견딜 수 없거나, 몸이 자꾸 마르고 숙면을 취하지 못하며 치아까지 들뜬다. 또 손이 수전증처럼 후들거리고, 눈에 충혈이 생기거나 입이 마르고, 어지럽고 머리까지 무겁고, 기운이 떨어지면서 잠자리에서 식은땀을 흘리고, 쉽게 분노한다.

그래서 '청리자감탕'으로 처방해서 복용하면 해결된다. 처방은 숙지황, 생건지황, 천문동, 맥문동, 당귀, 백작약, 산수유, 산약, 백복령, 백출 각 3g, 목단피, 택사, 황백, 지모, 자감초 각 2g 등이다.

다식증 당뇨병엔 생지팔물탕

당뇨병을 한방에서는 소갈증으로 불린다. 한방에서는 소갈증의 원인 또는 증상의 특징을 인체의 3대 기능실조로 진단하고 있다. 즉 인체를 해부학적으로 상체를 상초, 중간을 중초,

하체를 하초라고 한다. 또한 인체의 기능상 호흡 및 순환기능에 의한 기혈대사를 상초, 소화기능에 따른 대사를 중초, 비뇨 및 내분비 기능에 의한 체액대사를 하초라고 한다. 이들 상, 중, 하초의 기능실조로 소갈증이 일어날 뿐만 아니라 증상의 특징도 발현된다고 본다.

다시 말해서 상초 기능실조가 두드러질 때는 소갈증의 3대 증상(다식, 다갈, 다뇨)이 모두 나타난다. 중초 기능실조가 두드러질 때는 소갈증의 3대 증상 중 다식이 나타나고, 하초 기능 실조가 두드러질 때는 소갈증 3대 증상 중 다뇨가 특징적으로 나타난다.

따라서 상초에 의한 다갈이 주 증이면 상소증, 중초에 의한 다식이 주 증이면 중소증, 하초에 의한 다뇨가 주 증이면 하소증이라고 한다. 그렇기 때문에 소갈증에 쓰이는 처방은 상소증이냐, 중소증이냐, 하소증이냐에 따라 달라진다.

다식증이 주 증으로 나타나서 식용이 왕성해지는 중소증엔 '생지팔물탕'을 처방한다. 위장이 뜨거운 난로에 비유되기 때문에 뜨거워지는 것을 방지하는 것에도 효과적이다. 처방은 생지황, 맥문동 각 12g, 산약, 지모, 목단피 각 6g, 황금, 황련, 황백 각4g, 박하 8g 등이다.

간 기능을 회복시키는 난간전

난간전이란 『경악전서』라는 의서에 나오는 처방이다. 명나라 때 명의인 장개빈은 사람의 생기는 양이 위주인데, 양을 얻기란 매우 어렵지만 잃기는 무척 쉽고, 한번 잃으면 여간해서 회복하기 어렵기 때문에 항상 온보를 위주로 해야 한다고 주장했다. 따라서 그가 쓴 64권의 『경악전서』는 한마디로 '온보의 보감'이라고 해도 틀린 말이 아니다.

따라서 온보의 보감에 실린 이 난간전은 불이나 햇볕이 느즈러질 정도로 따뜻하다는 뜻의 '난난'을 그대로 쓴 온보의 대표적 처방이라고 할 수 있다.

한방에서 간신동원이라고 하여 간 기능과 신장 기능의 근원이 같으며 함께 영향을 미치고 함께 멍든다고 했다. 그렇기 때문에 치료를 함에 있어서도 간 기능을 회복시키기 위해서는 신장 기능을 동시에 다스리고, 신장 기능을 회복시키기 위해서는 간 기능을 동시에 다스려야 한다.

이런 간신동원의 이론에 따라 난간전의 처방전 이름에 '간'을 표기한 것은 단순히 간 기능만 살피지 말고 신장 기능까지 살피라는 것이다. 즉 난간전을 난 '간신' 전으로 인식해야만 이 처방이 '간신'을 함께 온보한다는 의미를 파악할 수가 있는 것이다.

'간신'의 기가 한울하면 아랫배가 냉하면서 급결장통하여 설사가 나타나고, 옆구리와 측 복부가 땡기며 아프고, 때때로 허리부터 등까지 냉하면서 결리고, 고환이 바짝 오그라드는 듯 뭉치면서 아프고, 고환과 음경귀두가 차디차고, 손발이 항상 냉하고, 추위를 심하게 탄다. 따라서 난간전은 이런 증상들을 제거하고 인체를 정상화시키는 처방전이다. 처방은 구기자 11.25g, 당귀 7.5~11.25g, 백복령, 오약, 소회향 각 7.5g, 육계 3.75~7.5g, 심향 혹은 목향 3.75g 등으로 1일 한 첩 꼴로 끓여서 식후에 복용한다.

낭하습과 음하습에 효과적인 화토기제탕

칠상병증의 치료제인데, 칠상이란 남성에게 신허가 나타나면서 생긴 일곱 가지 증상을 말한다. 첫째가 음한, 즉 신허 특히 신앙이 허하고 원기마저 떨어져 냉기가 아래로 몰리면서 나타나는 것으로 음낭이 차고 습해진다. 둘째는 음위, 즉 신허해서 정기가 떨어지고 인체의 열에너지원이 부족하거나, 정신신경계의 충격과 허화가 일어나 성욕이 감퇴되어 발기가 이루어지지 않거나, 발기가 되어도 근거가 없어 곧 이완된다. 셋째는 이급, 즉 아랫배가 댕기면서 아프고 목뒤가 뻐근하면서 묵직해진다. 넷째는 정루, 즉 시도 때도 없이 정액이 배설되는 것으로 유정, 몽정 등이 이것에 속한다. 다섯째는 정소,

즉 정액 양이 적어지는 것을 말하는데, 심해지면 한두 방울에 불과하다. 여섯째는 정청, 즉 정액이 농탁하지 못하고 매우 멀건 상태를 말한다. 일곱째는 소변삭, 즉 변이 빈삭한 것을 말한다.

양허하면 소변이 빈삭하면서도 잘 배출되고 양도 많고 색이 맑지만 음허하면 소변이 빈삭하면서도 잘 나오지 않고 색이 누렇다. 이밖에도 정한, 정냉, 낭하습, 음하습 및 야몽음인 등의 증상을 칠상 중에 포함하는 경우도 있다.

이런 병증에 화토기제탕이 제격이다. 신양이 허하여 정액유출 증상과 함께 허리와 무릎이 아프고 냉하면서 음위가 오고 정소, 정청, 정냉하며, 색이 맑고 양이 많은 소변을 자주 보는 경우에 좋다. 처방은 인삼, 백출, 산수유, 토사자, 파극 각 20g, 산약 10g, 육계 4g 등이다. 1일 1~2첩씩 끓여 3회 식간 공복에 나눠서 먹는다.

대소변을 시원하게 해소해주는 전씨이공산

전씨이공산은 북송 시대 유명한 소아과 의사 전을이 창안한 처방인데 과히 효능이 신비하여 '이공'이라고 했다. 그러나 이것은 기허증에 사용되는 대표적 처방인 '사군자탕'에 진피, 목향을 가미한 변방의 하나이다.

진피란 귤껍질을 말하는 것인데 방향성 건위약으로 기의 순환을 촉진시킨다. 목향 또는 향기가 강한 약재로 기운을 도와 위기와 간기를 잘 통하게 하면서 진통작용을 담당한다. '전씨이공산'은 비, 위 기허증으로 식욕이 부진하고 심흉이 답답하며, 가스가 저류해서 복부가 팽만되는 증상에 사용된다.

 신체가 비허하면 갈비뼈가 드러날 정도로 흉부가 빈약해지고 다리도 가늘어지며, 알통은 고사하고 팔다리 근육이 흐물거리면서 처진다. 이때 복부 역시 팽만해지고 사지가 말단까지 영양이 공급되지 못해 팔다리가 저리고 통증이 나타난다. 더구나 지각과 동작에도 이상이 있을 만큼 달라져 기억력, 추리력, 의욕, 감각, 육감 등이 감퇴되고 잘 움직이려 하지 않고 쉽게 피로해져 눕고 싶어 한다.

 또한 입주변이 창백하고 누렇게 들떠 있으며, 눈꺼풀 밑이 거무스름하고 피부까지 꺼칠해져 '피추'라는 주름이 생긴다. 이때 안광, 모발, 음성까지도 빛을 잃는다. 이밖에 뱃속이 부글부글 끓고 위장이 하수되어 무력하며 배를 만져보면 매우 연약하다. 특히 대소변도 시원치 않고, 빈혈, 전신 쇠약, 피로, 코막힘, 입이 잘 마른다. 처방은 백출, 백복령, 인삼, 진피, 목향, 감초 각 4g, 생강, 대추 2개 등이다.

만성 장염치료엔 향사육군자탕

체력이 허약하고 비와 위장기능이 허약해져 위염이나 장염이 만성화 경향일 때 처방되는 것이 바르 '향사육군자탕'이다. 이 처방은 명치 밑이 든든하거나 그득해서 답답하고, 물과 가스가 혼합되어 잘 빠지지 않기 때문에 뱃속에서 쿨럭하는 물소리가 들리고, 식욕이 부진하고, 신트림이 나거나 공복이면 배가 고픈 것 같기도 하고 아픈 것 같기도 하고, 구역증이 있을 때 사용된다. 또한 식사 후의 식곤증에도 쓰는데, 이 경우 비, 위장 기능이 현저히 허약하다는 증거이기 때문에 장기적으로 복용해야만 한다.

또한 연변이나 설사를 자주 하고 쉽게 몸이 냉해지며, 배고픔을 참지 못하고 뚜렷한 이유가 없이 걸핏하면 두통이 있거나 어지러울 경우, 소화 장애를 수반하는 신경쇠약증의 경우에 사용된다. 그리고 허약한 노인들에게 식생약으로 임신 중의 입덧에도 이 처방은 응용된다. 물론 이 처방은 허증에 쓰는 약이기 때문에 복부가 매우 연약하고, 혀에는 태가 끼지 않은 것이 특징이다. 가령 태가 끼여 있다고 해도 에나멜 칠처럼 매끈매끈하며 촉촉하게 젖어 있다. 이 처방을 쓸 때 운지버섯을 가미하면 훨씬 효과적이다.

처방은 인삼, 백구, 복령, 반하, 진피, 감초, 향부자, 사인, 목향, 대추, 생강, 백두관, 후박, 익지인 등이다.

저하된 성 기능 회복엔 어표환

어표환은 음위증 치료의 명약인데, 음위증이란 음경발기부전을 말한다. 즉 명문화가 쇠약해지거나, 우울로 심비가 손상되었거나, 공구하여 신기를 손상했을 때 야기되는 질환이다. 명문화가 쇠약해지면 어지럽고 정신마저 피곤하며, 허리와 다리에 힘이 없고 발기마저 여의치 않다. 어표는 민어의 부레를 말하는데 민어를 일명 종어나 면어로 불리기도 한다. 중국 남방 사람들은 외라고 부른다.

『동의보감』에서 강표로 표기했지만 민어는 바닷물고기로 숭어 비슷하게 생겼다. 머리가 넓적하고 약간 검으며 꼬리지느러미가 참빗 모양이다. 살에 탄력이 있어 회로 먹거나 지짐이, 조림, 전, 구이, 국(탕) 혹은 토막을 쳐 녹말을 묻혀 데친 어채도 괜찮다. 알젓은 숭어알 다음으로 맛있다. 또한 부레 속에 씨를 제거한 대추, 쇠고기, 민어 살을 이겨서 양념을 넣고 부리를 동여맨 다음 삶거나 쪄서 먹어도 좋다. 이 부레가 바로 어표이다.

더구나 부레를 끓여 만든 풀을 어교, 어표교, 어두교, 표교 등이라고 한다. 사용처는 교착력과 힘, 탄력이 매우 강해 옛날엔 활이나 고급가구의 접착제로 사용되었다. 한방에서는 난산, 산후경련, 역경(월경 때 자궁으로 출혈하는 대신 코와 입으로 출혈하는 것), 객혈, 장관 출혈, 요슬무력, 하복부 냉증, 수족 냉증 등이다.

 습관성 유산을 예방하기 위해서는 15~30g의 부레풀을 설탕과 함께 고아 복용한다. 불임에는 보궁처방에 부레풀을 다량 가미하고, 병이 많을 때는 부레풀을 누렇게 볶아 가루로 만들어 계란을 씌워 지짐이를 해서 문엽주와 함께 복용한다. 성기능저하, 음위증, 몽정 등에는 어표환이 최고다.

 어표환은 어표환, 용골 각 120g, 구기자, 두충 각 90g, 우슬, 당귀, 보골지, 복령 60g을 곱게 가루로 만들어 꿀로 눈깔 사탕만한 알로 빚어서 하루 2회, 1회에 2알(대략 9g)씩 공복에 온수로 복용한다.

발기불능 해소엔 자신환

 자신환은 음허증 중 신음허증에 쓰인다. 신양허가 신화의 부족이라면 신음허는 신수가 들떠 허열이 난다. 증상으로는 괜히 얼굴이 달아오르고 뺨이 볼그레해지며 눈에 핏발이 선다. 머리가 무겁고 귀까지 멍해지며, 코피가 나거나 입 안이 마르고 혀가 바싹 타서 빨갛게 된다. 입 안이나 혀에 염증이 생기고 가슴이 열로 번거로워지며 마른기침을 자꾸 하거나 가래에 피가 섞여서 나오기도 한다. 더구나 손발이 화끈거려 이불 속에 넣고 잠을 청할 수가 없다.

신수가 부족하면 신화의 망동을 억제하지 못해 경락 중의 하나인 충맥을 손상시킨다. 충맥이란 삼음의 교회에서 시작하여 곧바로 가슴까지 뻗친 경락으로, 이것이 손상되면 천식처럼 숨이 가빠진다. 또한 습열이 하초에 옹색하게 되기 때문에 다리와 무릎에 힘이 없고 고환 밑이 항상 축축하며 발기불능이 된다.

따라서 이 처방은 신음허증의 모든 증상을 개선하고, 하초의 습열을 제거하여 방광의 기화 작용을 돕는다. 특히 갈증이 없으면서 소변을 잘 보지 못하는 병증에도 좋다.

전립선 질환에 의한 소변불통, 아랫배가 그득먹하거나 아프면서 오는 소변불통, 배뇨 때 요도가 아프면서 오는 소변불통 등에도 이 처방이 응용된다.

처방은 황백, 지모 각 37.5g 등을 가루로 내어 꿀로 반죽해서 오자대 크기의 알로 빚은 후 1일 10알씩 3회에 나누어 공복에 먹으면 된다.

하초 냉습을 다스리는 육종용환

하초 냉습은 여성에게 냉증이 심하게 나타지만, 사실은 남녀 모두에게 나타난다. 남성은 귀두가 차고 고환 밑이 축축해진다. 이럴 때는 음경의 힘이 없어지고 가려워지며, 음경 끝 요도에 이슬 같은 방울이 맺힌다. 남녀 공통점은 허리와 무릎이 시리고 허리가 시큰거리며, 하지에 맥이 빠지고 손발이 냉해지면서 추위를 탄다. 하복부가 냉해져 아랫배를 따뜻하게 하면 기분이 좋고, 걸핏하면 설사를 하거나 설사가 아니지만 하루에 여러 차례 배변하고, 식사를 했다고 하면 소리가 요란한 가스배출과 함께 한차례 흩어지는 변을 봐야 속이 편해진다.

 하초가 냉습하면 소변까지 빈약하다. 취침 중 소변 때문에 깨야하기 때문에 숙면을 취할 수 없다. 흔히 오줌소태라 불릴 정도로 귀찮을 만큼 빈삭하고, 배뇨 후에도 뒤가 개운치 않고 무지근해 또다시 보고 싶어진다.

 이런 증상에 사용되는 약이 '육종환'이다. 사상자, 원지, 오미자, 육종용, 두충, 속단, 토사자 등을 같은 비율로 섞어 가루로 내어 꿀로 알을 빚은 후 1일 3회, 1회 4g씩 공복에 복용하면 된다.

 남성의 임포텐츠나 여성의 불임증 또는 신경쇠약, 자율신경 실조증에는 원지를 배가하고, 정액 부족이나 간 기능 쇠약에는 오미자를 배가하고, 음경을 팽창시키그 장대케 하려면 육종용을 배가하고, 요통이나 하지 무력에는 두충과 속단을 배가하면 된다. 또한 새벽 설사엔 토사자를 배가하고, 극단의 조루증 또는 당뇨병성 성교 불능증이 있으면 선화를 가미하면 된다.

음양부족을 회복시켜주는 녹용대보탕

 기혈쇠약, 음양부족, 정액소모 등의 증상을 통틀어 다스릴 수 있는 처방이 '녹용대보탕'이다. 양허하면 기운이 없고 언어와 동작에 힘이 없다. 또한 무기력하고 매우 피곤하며, 눈에 광채가 없고 식은땀이 자꾸 흐르며, 맥은 가라앉아서 미약하고 무력하게 박동하는 것을 느낄 수 있다. 이런 증상에 '녹용대보탕'이 안성맞춤이다.

 처방은 육종용, 두충, 인삼, 백출, 육계, 부자, 백작약, 반하, 석곡, 오미자, 당귀, 백복령, 숙지황, 황기, 녹용, 감초, 생강, 대추 등이다.

조루증 치료제의 황제 비정환

 조루증은 성교 때 음경이 질에 삽입되기 전 혹은 삽입순간의 짧은 시점에서 사정반사를 제약하지 못하고 사정하는 것을 말한다. 이런 조루증을 치료하는 처방이 바로 비정환이다.

 『금병매』라는 소설에서 방중비희의 극치를 누린 반금련, 그녀의 이름을 따서 '내유금련'이라고 이름 붙인 희한한 음식이 있다. 이것은 연꽃의 열매, 소나무뿌리에 기생하는 항스트레스 작용이 큰 균핵을 끓여서 버터에 쳐서 먹는다. 이 음식은 춘정을 돋우고 지구력과 순발력을 강화하는데 효과가 있는데, 여기에 참마, 삽주 뿌리 등을 보탠 것이 비정환이다.

'비정환'은 조루증이나 몽정 등 성 신경쇠약증을 비롯해 소변이 쌀뜨물처럼 탁하고, 입맛이 없고 소화가 안 되며, 몸이 야위고 피부가 윤택치 못하고 불면증에다가 불안, 초조, 가슴 두근거림 등의 증상을 제거해주는 묘약이다.

처방은 회실 100g, 연화, 장려, 인삼 각 60g, 백목, 산약, 백복령, 연자육, 백복신 각 120g, 황백, 차전자 각 20g 등이다. 이것들을 가루로 만들어 금앵자로 만든 조청에 반죽해서 0.3g 크기의 알약을 만든 후 1회에 70~90알씩, 1일 2~3회 공복으로 먹으면 된다. 금앵자는 신장의 기능을 도와 정액을 튼튼히 수호하는 작용을 한다.

사정증 치료에 특효인 육린주

정자의 양이나 형태는 정상이지만 활동력이 거의 없는 경우를 사정증이라고 한다. 이것은 부속 성선의 염증, 자가 면역 및 지나친 금욕 또는 성교 등이 원인이다. 또한 정액 검사 때 정자는 없지만 부속 성선에는 정자가 함유되어 있는 경우를 무정자증이라고 한다. 선천적으론 고환 발육장애를 비롯해서 후천적으론 고환의 어떤 질병이나 정관폐색 등이 원인일 수도 있다.

특히 정액의 양이 정상치에 훨씬 못 미쳐 1㎖보다 더 적은 경우를 정액량 과소증이라고 한다. 이런 정액장은 부속 성선에서 분비되는 액체로 구성되어 있기 때문에 결국 정액량 과소증은 부속 성선의 염증이나 내분비 이상이 원인이다.

 정액은 사정 직후 액체 상태에서 젤리상태로 응고되는데, 이것은 정낭의 응고인자에 의해서 이루어진다. 그러나 20여분이 경과되면 전립선에서 분비되는 효소의 촉매작용에 따라 응고되었던 정액이 액화되어져야 한다. 그래야 정자가 활발하게 움직일 수 있다. 경우에 따라 이 액화작용이 제대로 이루어지지 않아 한 시간이 넘어도 응고된 상태라면 이것을 정액의 액화불량증이라고 한다.

 이런 남성 불임증 치료는 간단하지 않지만 육린주로써 효과를 볼 수도 있다. 원래 육린주는 기혈이 허하고 월경이 불순하면서 매우 수척한 여성이 임신되지 않을 때 쓰는 처방이었다.   처방은 숙지황, 토사자, 인삼, 백출, 백복령, 백작약, 두충, 녹각상, 천숙, 당귀, 천궁, 감초, 여기에 구기자, 호도, 산약, 산수유, 파극을 가미하면 더욱 효과적이다.

섹스 전후의 피로회복제 쌍화탕

 '쌍화탕'의 처방은 백작약, 황기, 당귀, 숙지황, 천궁, 육계,

감초, 생강, 대추 등이다.

『동의보감』에 의하면 기혈이 모두 허해졌을 때, 또는 과로 후의 섹스나 섹스 후의 과로로 피로하고, 섹스 후의 감기증상이 심할 때 사용되는 처방이라고 기록되어 있다. 즉 허로 손상으로 기혈이 몹시 허해진 때, 혈기와 신정이 모자라 감기에 잘 걸리고 감기에 걸리면 잘 낫지 않고 오래 끌 때, 식은땀이 잘 날 때, 몸의 저항력을 높일 목적으로 사용된다는 의미다.

오장육부가 약해지면 안색이 창백해지고 어지러우며 귀가 울린다. 가슴도 두근거리고 목소리에도 힘이 빠지고 권태로우며 기억력이나 집중력까지 떨어지고 조금만 움직여도 진땀이 비 오듯이 한다. 또한 잠이 잘 오지 않으며 꿈이 많고 빈혈을 일으킨다. 시력이 나빠지고 신경쇠약과 월경불순 등이 나타난다. 입맛도 없어지고 대변이 묽고 항상 가스가 찬 것처럼 아랫배가 팽팽하다. 때때로 기혈의 조화가 깨져서 출혈성 증후가 나타나기도 한다. 이런 증상에 '쌍화탕'이 최고이다.

특히 이 처방은 허약한 어린이에게도 좋고, 용혈성 빈혈이 걸린 수토끼에게 투여하면 적혈구가 불과 11.9일 만에 회복된다는 놀랄 만한 성분도 함유하고 있기 때문에 빈혈이 심한 청소년이나 산모들에게도 효과적이다.

마른기침이 잦을 때는 황정을 가미한다. 황정은 스테로이드 물질, 당분, 사포닌, 강심 배당체 등을 함유하고 있어 체력,

정력, 비위장 소화기 기능을 보강하고 혈압을 떨어뜨리며, 간에 지방이 쌓이는 것을 예방한다. 또한 동맥경화증을 예방하고, 아드레날린으로 높아진 혈당을 내리고, 진해작용, 특히 마른기침을 완화시키는데 좋다.

간 기능을 회복시켜주는 대보원전

처방은 인삼, 산약, 두충, 당귀, 구기자, 숙지황, 산수유, 자감초 등으로 전탕하여 복용한다. 인삼은 기운을 돋우고 오장육부의 기를 충족시킨다. 진액을 생성시키고 갈증을 풀며 정신을 안정시키기까지 한다. 두충은 간장과 신장을 강화하며 혈압을 낮추는 배당채 성분인 피노레지놀디글리코시드를 함유하고 있다. 허리와 무릎을 튼튼하게 하고 성 신경쇠약증을 개선해준다. 당귀는 혈액을 생성하고 진정작용을 하며, 혈압강하 작용 및 진통작용과 이담 작용까지 한다. 구기자는 음액과 정액과 골수를 충족시킨다. 근육과 뼈를 튼튼하게 하고 눈을 밝게 한다. 항 지방간 작용과 간 기능보호 작용도 있다.

즉 '대보원전'은 간신음허와 기허가 겸한 중상을 다스릴 수 있다. 간신음허란 상호 자생 관계에 있는 간장의 음액과 신장의 음액이 동시에 부족해지고 허약해지는 것을 말한다. 증상으로는 어지럽고, 머리가 부풀어 터질 듯이 팽창하는 것 같으며, 눈이 침침해져 잘 보이지 않고, 귀가 울리거나 청력장애가 온다.

 밤이면 입이 말라 잠자리 곁에 물을 떠 놓아야 하며, 몸에 열이 있고 특히 손발이 화끈거려서 이불 속에 넣고 잠을 자지 못한다. 또한 치아가 흔들리고 허리가 아프며, 무릎도 힘이 없으면서 아프고 온몸의 뼈마디가 모두 약해진 듯 느껴진다. 유정, 조루, 발기부전 등이 나타나며, 소변이 붉고 양이 적으면서 자주 보고 대변은 굳은 편이다. 여성의 경우라면 월경이 무단히 그쳐 몇 개월씩 없으며, 설령 있다고 해도 양이 현저하게 감소된다.

 즉 간신음허증이란 일종의 만성 소모성 질환, 만성염증, 영양불량, 선천적 허약을 비롯해 노화 등에서 흔히 볼 수 있다.

남성 성기능 쇠약을 북돋워주는 오자연종환

 '오자연종환'의 처방은 구기자 320g, 토사자 320g, 오미자 40g, 복분자 160g, 차전자 80g 등으로 구성되어 있다. 이 약재들을 곱게 가루로 내어 꿀로 반죽해 0.3g 크기의 알약으로 만들어 20~30알씩 공복에 소금물로 복용한다. 신기부족으로 야기된 남성 불임증, 음위증, 유정, 조루증 등을 다스린다. 즉 남성의 성 기능 쇠약에 전용되는 처방이다.

구성물 중 구기자, 토사자, 오미자, 복분자 등은 신장경락의 기와 신양을 보한다. 차전자는 습열을 제거해 준다. 구기자엔 베타인, 루틴, 리놀레산 및 일종의 식물스테아린 등이 함유되어 있어 소장에서 포도당과 아미노산의 흡수율을 높일 뿐 아니라 메티오닌 흡수율도 높인다. 빠른 피로회복과 혈압을 내리고 간장에 지방이 병적으로 침착하는 것을 막아준다. 토사자는 양기를 강하게 하고 유정, 몽정, 음위증 등을 개선하며, 심장의 수축을 강하게 하고 혈압까지 낮춰준다.

 오미자는 호흡중추를 자극하고 충추 신경계통의 반응성을 높여주며, 심장혈관 계통의 생리적 기능을 조절하고 혈액의 순환장애를 돕는다. 특히 복분자는 일명 서구초라고 불리는 산딸기나무의 열매인데, 고갈된 정액과 혈액을 늘리고 오줌발을 세게 만들며, 불임증과 불감증을 개선시킨다.

03
정력을 위한 다양한 증상에 따른 처방

피로회복 정력증강

구기자 200g을 토사자와 함께 술에 넣어 찧어서 떡같이 만든다. 이것을 건조한 200g을 오미자와 복분자와 함께 넣어 찧은 다음 천주를 뿌려서 시루에 찐 후 응달에 말린 것 150g과 차전자 볶은 것 75g을 함께 섞어서 가루로 만들어 꿀로 반죽하여 녹두 크기의 환으로 만든다. 하루 3번 1회 50개 정도를 술이나 더운 물로 복용하면 된다.

피부미용

반하를 가루로 만들어 쌀로 빚은 식초에 개어서 얼굴에 도포한다. 한나절쯤 후에 떼어내고 조각을 달인 물로 씻으면 된다. 이러한 방법을 지속적으로 반복하면 얼굴이 윤택하고 피부가 촉촉해지면서 아름다워진다.

입맛이 없고 소화력이 약할 때

 창출이나 백출을 가마솥에 넣고 달인 즙을 다른 냄비로 옮겨서 계속해서 달이면 고약처럼 된다. 이것을 먹을 때마다 당귀와 백복령을 넣어서 1회에 한 그릇 정도를 데워서 복용하는데, 1일 2~3차례 공복에 복용한다.

피부보호와 질 내의 이상분비조절

 오미자 37.5g을 맑은 청주 1ℓ에 담가서 한 달가량 꼭 밀봉했다가 1일 3회씩 한 번에 한 컵 정도를 복용하면 된다.

여름철 식욕감퇴와 무기력증

 작은 약병아리 내장을 긁어낸 자리에 황기 37.5g을 넣어 실로 묶은 후 푹 고와서 먹으면 해결된다.

강정강장과 빈혈과 조혈

건지황 150g을 잘게 썰어서 꿀이나 설탕 200g, 소주 1ℓ 의 비율로 함께 넣어서 차고 어두운 서늘한 장소에 한 달 정도 보관했다가 복용하면 된다.

회춘불로

황정 10g을 잘게 썰어서 커피 잔으로 반 가량의 쌀과 함께 물을 붓고 끓이면 1회분을 얻을 수 있다. 이 죽을 계속해서 장기 복용하면 체력회복에 효과를 볼 수가 있다. 여기에 육종용 10g을 넣어 복용하면 효과는 배가된다.

강장 강정제

천마를 잘게 썬 것 100g, 감미료 200g에 소주 1ℓ 를 섞어서 병 속에 넣은 후 밀봉하여 냉암소에 한 달 가량 두었다가 공복에 한잔씩 복용하면 효과가 뛰어나다.

강정 진정제

 산조인 10g을 1홉의 물에 넣고 0.8홉 정도가 되게 달여서 식간에 1일 2회에 걸쳐 나누어 복용하면 효과가 있다.

정력부족과 강정 불안증

 인삼 5g을 잘게 썰어서 반 홉의 쌀과 섞어 죽을 쑤면 1회분의 인삼죽이 된다. 이 죽에 소금을 약간 쳐서 먹어도 좋은데, 식기 전에 먹어야 된다.

피로회복

 육두구 3g을 1일 3회분으로 달여서 식후 30분에 지속적으로 장기 복용하면 크게 효과를 얻을 수 있다.

병후의 체력회복

용안육 10g을 1.5홉의 물에 넣고 1홉 가량이 되게 달인 후 1일 3회에 걸쳐서 나누어 복용하면 된다. 한 달 가량 복용하면 체력이 붙는다.

정력 강장제

오미자 10g을 1.5홉의 물에 넣어 0.5g홉이 되도록 약간 진하게 달여서 1일 3회로 나누어 복용하면 된다.

활력과 정력 강화

복분자 8g을 1.5홉의 물에 넣고 1홉 정도가 되도록 진하게 달여서 1일 3회로 나누어 복용하는데 장기간 먹어야 한다.

과도한 신경쇠약증

산약 10g을 잘게 썰어서 반 홉 가량의 씻은 쌀을 넣어 죽을 쑤어서 1회에 먹도록 한다. 장기 복용하면 큰 효과를 볼 수 있다.

체력보강

잣의 외피를 벗겨내고 속껍질과 함께 10g을 1.5홉의 물에 넣어 0.8홉이 되도록 달여서 3회에 걸쳐 나누어 복용하되 1주일에 3~4일씩 2~3개월만 지속적으로 복용하면 된다.

성의 활력강정제

토사자 7.5g을 1홉의 물에 0.6홉 정도가 되도록 달인 후 1일 3회에 걸쳐 나누어 장기간 복용한다. 또 가루로 만들어 1회에 2g을 따스한 물과 함께 1일 3회 장복하면 놀라운 효과가 있다.

흥분제

사상자 5g을 1홉의 물에 0.6홉 가량이 되도록 달여서 1일 3회에 걸쳐 나누어 복용하거나 가루로 만들어 1회에 1g씩 1일 3회에 걸쳐 복용하는데 장기 복용하면 묘약의 신비함을 느낄 수 있다.

완화제

하수오 9g을 1.5홉의 물에 달여서 3회 걸쳐 나누어 1일에 복용하거나 가루로 만들어 1회에 2.5g씩 1일 3회에 걸쳐 복용한다. 장기간 지속적으로 복용하면 좋은 결과를 얻을 수 있다.

6장

정력에 확실한 효과를 보는
마사지, 한방 차, 한방 술

01
정력을 위한 마사지 방법

스태미나를 증강시킬 경우
지실을 마사지하라.

스태미나를 증강시킬 경우 지실(志室)을 마사지 지압하면 되는데, 이것은 족태양방광경에 속하는 혈이다. 지실은 태어나면서부터 가진 체력의 강약을 판별하는 급소다. 신장이 허하면 쉽게 피로하고, 정력이 약해지고, 몸의 탄력이 없어지고, 겨울에 질환에 걸리기 쉽고, 모든 의욕이 없어질 때 사용되는 급소가 지실이다. 지실은 요통치료에도 이용되며, 뜸 외에 마늘뜸, 생강뜸, 온보(따뜻하게 하여 정력을 보완하는 것) 등도 이용된다.

신통한 마사지 지실의 위치

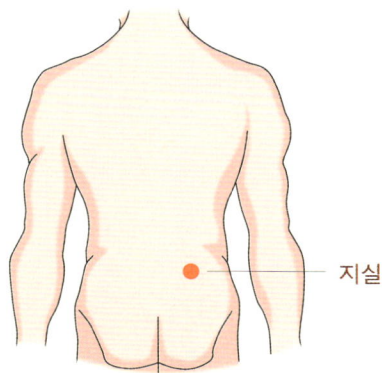

제2, 제3 요추 극상돌기 사이에서 양옆으로 세치 되는 곳이다.

신통한 마사지 증상과 효과

등과 허리통증, 오줌소태와 발기불능, 성욕이 없고 피로한 상태일 때 신수와 병용하여 마사지 지압하면 효과가 있다.

발기불능일 경우 음곡을 마사지하라.

발기불능일 경우 음곡(陰谷)을 마사지 지압하는데, 이곳은 피로와 정력 감퇴에서 나타나는 무릎 경화증을 부드럽게 풀어준다.

신통한 마사지 음곡의 위치

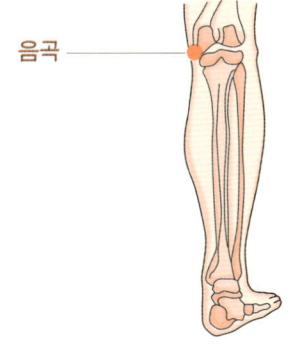

슬 관절(무릎에 있는 관절) 안쪽 뒤편쪽 복사뼈 위에 있다.

신통한 마사지 증상과 효과

　남녀 성기에 관련된 것인데, 여성은 배가 붓고 대하증세가 심할 때, 남성은 발기불능 등이 이 급소를 마사지 지압하면 효과가 있다. 이외에 통증이 심한 요복 신경통에도 특효다.

정력을 증강할 경우 관원을 마사지하라.

정력을 증강할 경우 관원(關元)을 마사지 지압하면 된다. 이 급소는 사람의 선천적인 원기를 관장하는 곳이다. 본래 임맥은 남녀의 성기와 밀접한 관계가 있다. 따라서 관원은 성기질환 치료에 가장 많이 활용된다. 또한 복부 치골접합 바로 위의 급소인 곡골은 부인병 치료에 효과가 있다.

그리고 배꼽과 치골을 잇는 선의 배꼽 아래로 12cm 내려가면 급소 중극이 있다. 이 급소 역시 곡골과 마찬가지로 비뇨기, 성기의 질병, 부인과의 질병에 자주 활용된다.

신통한 마사지 관원의 위치

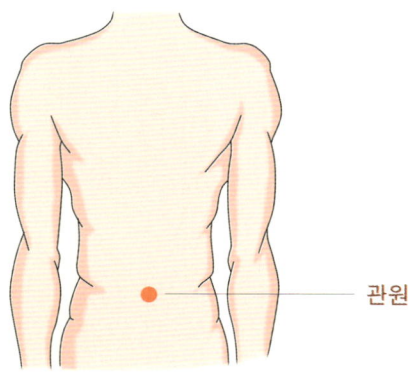

관원

배꼽에서 9cm 아래로 내려간 지점이다.
다시 말해 음교와 석문 밑에 있다.

신통한 마사지 증상과 효과

정력 감퇴, 쇠약증, 고혈압, 불면증, 냉증, 여드름, 두드러기 등에 이 급소를 활용하면 효과가 있다.

성욕이 감퇴되었을 경우 슬관을 마사지하라.

성욕이 감퇴되었을 경우 슬관(膝關)을 마사지 지압하면 되는데, 이것은 간의 순환계가 발의 밑에서 무릎으로 들어가는 문을 뜻한다. 슬관 바로 위에 급소 곡천이 있는데, 무릎에 사기가 들어왔을 때 이 급소를 치료하면 된다. 이 급소를 슬관과 병용한다면 증상에 큰 효과가 있다. 노화현상으로 나타나는 변형성슬관절증의 통증은 슬관과 곡천에 뜸을 뜨면 통증이 제거된다.

신통한 마사지 슬관의 위치

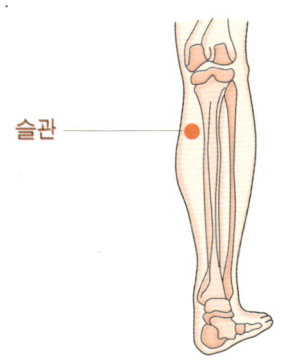

슬관

무릎안쪽 구부러지는 곳에서 5㎝ 아래로 내려온 곳이다.

신통한 마사지 증상과 효과

무릎이 아프거나 목이 부어 아프거나 남녀의 성욕감퇴나, 여성 생리불순 등일 때 이 급소를 마사지 지압하면 효과가 있다.

과로로 지친 몸을 풀 경우 노궁을 마사지하라.

과로로 지친 몸을 풀 경우 노궁(勞宮)을 마사지 지압하면 되는데, 이것은 수궐음심포경에 속한 침혈 이름이다. 중풍, 급경풍, 각종 출혈 등일 때 침과 뜸을 놓기도 한다. 통증이 심한 류머티즘관절염일 때도 이곳을 누르고 있으면 완화된다.

신통한 마사지 노궁의 위치

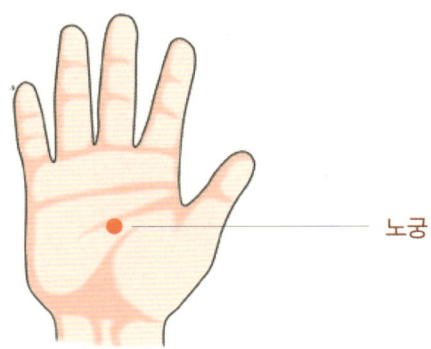

노궁

손을 가볍게 쥘 때 넷째 손가락 끝이 닿는 곳이다.

신통한 마사지 증상과 효과

과로로 인한 피로나 관절류머티즘과 같은 통증에 효과를 나타낸다.

02
정력을 위한 비법 한방 차

산약차

이렇게 만들어 보아요
1. 산약 30g을 물에 살짝 씻는다
2. 주전자에 물 2리터에 산약을 넣고
3. 약 20분간 끓인다.
4. 마실 때 꿀을 넣으면 더욱 좋다.

이렇게 마셔요
하루 3번 식전 공복에 한잔씩 나누어 마십니다

복분자차

이렇게 만들어 보아요
1. 복분자 30g을 물에 살짝 씻는다
2. 주전자에 물 1리터에 복분자를 넣고
3. 약 30분 정도 끓여준다
4. 꿀을 약간 타서 마시면 더욱 좋다.

이렇게 마셔요

하루 3번 식전 공복에 한잔씩 나누어 마십니다

산수유차

이렇게 만들어 보아요

1. 산수유 20g을 물에 살짝 씻는다
2. 주전자에 물 1리터에 산수유를 넣고 끓여서
3. 약한 불로 줄인 후 처음물의 양의 절반이 될 때까지 달인다.
4. 꿀을 약간 타서 마시면 더욱 좋다.

이렇게 마셔요

하루 3번 식전 공복에 한잔씩 나누어 마십니다

03
정력을 위한 비법 한방 술

정력에 아주 좋은 칡 술

남자들의 발기부전이나 정력에 좋을 뿐만 아니라 발한, 해열, 진경, 지갈, 지사 등의 효능이 있어 상한발열, 고열, 두통, 고혈압, 심부전, 무한, 소갈, 설사 등에 이용한다.

이렇게 만들어요
칡순 3근, 녹용가루 1냥, 해구신 1재, 녹신 1개,

1. 독한 술(고량주) 1말에 칡순 3근, 녹용가루 1냥, 해구신 1재, 녹신 1개를 넣고 밀봉하여
2. 햇볕이 들지 않는 곳이나 서늘한 곳에 보관하여
3. 6개월 후에 마신다.

이렇게 마셔요
시간을 정하여 기분 좋을 정도로 마시게 되면 천하명약주가 된다고 한다.

자양, 강정, 건위 등과 정력에 좋은 참마주 (산약주)

건비위, 보혜신, 익정의 효능이 있으며 자양, 강장, 거담, 지사제로서 설사 등의 증세에 효과가 있다.

이렇게 만들어요

참마 200g 설탕 40g 소주 1.8ℓ

1. 솔로 깨끗이 씻는다.
2. 껍질을 벗기고 5~6mm 두께로 자른다.
3. 햇볕에 말린다.
4. 모든 재료를 차례로 병에 넣고 밀봉해서 햇볕이 들지 않는 서늘한 곳에 보관한다.
5. 숙성은 3개월 정도 걸리며, 내용물을 건져내고 여과한다.

이렇게 마셔요

마시기가 거북스러울 때는 꿀물을 적당히 첨가하거나 다른 약술과 섞어서 마셔도 된다.

강정, 강장, 건위, 진통, 빈혈, 신경증 등에 효과가 있는 오가피주

강장, 보간신, 진통, 거풍습, 활열의 효능이 있다.

이렇게 만들어요

오가피 가지와 잎 200g (근피오가피는 100g)
설탕 100g 소주 1.8ℓ

1. 여름에 잎이 달린 채 가지를 잘라서 물에 씻는다.
2. 바람에 말려서 물기를 없앤다.
3. 2cm 정도로 자른다.
4. 용기에 넣은 가지와 잎에 소주를 붓고 밀봉하여 서늘한 곳에 저장한다.
5. 3개월 후 여과하고 다른 병에 옮겨서 보관한다.
6. 오래 둘수록 좋은 약술이 된다.

이렇게 마셔요

아름다운 호박색으로 은근한 향기가 나는 술이 된다.
제 맛으로 사용하는 것이 보통이나 특유의 향과 쌉쌀한 맛이 나므로 기호에 맞추어 꿀이나 설탕을 가미하거나, 다른 양주나 과실주에 섞어 마셔도 좋다.

최상의 정력제와 최음제인 음양곽술

음양곽은 옛날부터 보정, 강장, 조루, 양기부족 등에 뛰어난 효과를 갖고 있다고 알려져 있어 술을 담가 마시거나 차를 끓여 마셔 왔다.

이렇게 만들어요
여름부터 가을에 걸쳐 삼지구엽초를 채집하여 물에 깨끗이 씻어 음지에서 말려 쓴다. 한약상가에서도 손쉽게 구할 수 있다.

1. 적당히 썰어서 독이나 항아리에 담고
2. 재료의 2~3배 정도의 독한 술을 부은 다음
3. 손으로 저어서 재료와 술이 잘 혼합되게 한다.
4. 술에 재료가 푹 잠기도록 하여 밀봉한 후에
5. 지하실이나 햇볕이 들지 않는 서늘한 곳에 보관한 뒤 3~4개월 정도 지나면 술이 완숙된다.

이렇게 마셔요
술이 익으면 건더기를 건져 음지에서 말린 다음 가루를 만들어 술과 같이 먹던가 아니면 끓여서 차를 만들어 먹어도 좋다.

불로강장, 남녀 냉증냉감, 낭습, 요통, 정력감퇴 회복에 좋은 오가피주, 오화주

남자가 먹으면 강정에 최고의 효과가 있고 신허로 오는 요통이나 무릎이 시리고 차가우며 통증이 있을 때 오래된 신경통, 다리에 힘이 없는 각기증세, 발기불능, 음낭에 습기가 많을 때, 온몸에 악취가 심할 때, 추위를 많이 타는 냉한 체질, 정력감퇴에 두루 좋은 약주가 된다.

여성이 오가피술을 복용하면 피부가 고와지고 혈액순환이 순조롭고 어혈이나 냉증, 부인병에서 오는 모든 증세, 산후에 사지에 힘이 없을 때, 특히 부인 각기병에 좋은 보약주가 된다고 한다. 또 산후에 허리의 통증이 매우 심한 요통에 아주 잘 듣는다고 한다.

남녀 소변보기 불편할 때에도 취하도록 마시면 대소변 소통이 편리하다고 하며 어린이 각기병에도 조금씩 마시게 하면 각기 증세가 물러간다고 한다.

이렇게 만들어요

오가피나무는 다섯 잎짜리와 세 잎짜리의 두 가지가 있다.

약술을 남자에게 쓰려고 담글 때는 다섯 잎짜리 나무가 좋고 여자가 먹을 때는 세 잎짜리 나무가 좋다고 하지만 술을 담글 때는 뿌리의 껍질을 이용한다.

1. 재료를 적당히 썰어서 독이나 항아리에 넣고
2. 재료의 2~3배 가량의 독한 술을 붓는다.
3. 밀봉하여 햇볕이 들지 않는 곳이나 지하실에다 보관하여 3~6개월 뒤에 마신다.

이렇게 마셔요

오가피술은 오래될수록 좋다고 하니 1년 이상 두어 완전히 완숙된 후에 먹도록 한다.

강장, 강정과 노인성 무기력증에 회춘과 활력을 주는 효과가 있는 하수오주

하수오는 순환기계통의 질병 및 일체의 울혈, 원기 회복에도 좋으며 장복할 경우 흰머리가 검게 되며, 심지어 130세까지 장수한다고 동의보감에 기록되어 있다. 대추와 은행도 각종 성인병 예방에 좋은 약재이므로 함께 쓰면 하수오의 효과를 배가시킬 수 있다.

이렇게 만들어요
백하수오(또는적하수오) 300g
소주 1.8ℓ

1. 적하수오나 백하수오를 300g, 소주 1.8ℓ 의 비율이 적당.
2. 하수오는 쌀뜨물에 깨끗이 씻어 찐 다음 말려서 곱게 빻아 용기에 넣는다.
3. 소주를 붓고 밀봉하여 서늘한 곳에 보관한다.
4. 숙성까지는 약 4개월이 걸린다.
5. 이쯤에 하수오를 건져 체에 받쳐 주둥이가 좁은 병으로 옮긴다.
6. 하수오는 잘 말려 사용하는 것이 술맛이 좋다.

이렇게 마셔요

 술 맛은 향내도 별반 없고 약간 쌉쌀한 맛이 있을 정도이므로 그대로 마시거나, 기호에 맞추어 꿀이나 설탕을 가미해도 무방하다. 하루 30~40cc를 두 번 나누어 식전, 식후, 혹은 취침 전에 마시는 것이 좋다.

해소천식, 자양강장제에 좋은 백합주

참나리술은 옛날부터 민간에서 많이 이용해 왔는데 정력제로 좋다고 하여 가정마다 담가 먹었을 정도로 알려져 있다. 참나리를 술에 담가 먹는 지방은 경남, 특히 섬지방 일대이다. 참나리 인경 말린 것을 백합 또는 권단이라고 한다.

이렇게 만들어요

꽃은 7~8월에 채집해서 물에 살짝 씻어 물기를 제거한 후 술에 담가 먹는데, 기관지, 해소천식에 효과가 있고 뿌리와 줄기 등은 자양강장, 조루, 양기부족에 좋다고 한다.

1. 재료를 물에 씻어 음지에서 말린 후 적당하게 썰어
2. 독이나 항아리에 담아 재료 양의 2~3배 정도의 독한 술(배갈)을 붓고 밀봉하여
3. 지하실이나 햇볕이 들지 않는 서늘한 곳에 보관한다.
4. 꽃잎으로 담글 때는 2~3개월, 뿌리를 사용할 때는 4~5개월 뒤에 마시면 된다.

정력에 최고인 천하명주 마늘 천일주

남녀 강장에 최고의 약주이다.

이렇게 만들어요
1. 토종 오골계 암수 1마리씩을 준비하여 털과 내장을 제거한 뒤
2. 껍질만 벗긴 마늘 1말과 찹쌀 1말을 같이 섞어 술밥을 찐 다음
3. 누룩을 섞어 술을 빚어 담는다.
4. 밀봉하여 땅속 깊이 묻어 3년 후(1000일이 지나서)에 먹는데 천하 명약주가 된다고 한다.

강장의 효과, 양기부족, 조루증, 낭습증에 최고의 효과가 있는 마늘주

이렇게 만들어요

1. 먼저 마늘을 잿불에 구워 겉껍질을 벗기고 속살만 골라서 담는데 일체의 당분은 넣지 않는다.
2. 독이나 항아리에 담아 재료의 2배로 독한 술을 담고 밀봉하여
3. 땅속 깊이 묻어 1년 후에 꺼내서 복용한다.

이렇게 마셔요

한 번에 많이 먹으면 안 된다.
1일 3회, 1회에 딱 한 잔, 소주잔이나 맥주잔으로 마시는데 본인의 주량에 따른다.
장기간 상음하면 최고의 보신 보정주가 된다고 한다.

불로장생의 묘약주인 구기자주

예로부터 불로장생의 묘약으로 불려져 왔으며, 강장, 강정, 건위에 효과가 있고, 젊은 몸을 계속 유지할 수 있다고 불려지는 술이다.

이렇게 만들어요
말린 구기자 200g 설탕 200g 소주 1.8ℓ

1. 구기자 잎과 줄기를 물에 씻는다.
2. 씻은 줄기와 잎을 2~3cm정도로 썰어서 음지에 말린다.
3. 병에 재료를 넣고 밀봉하며 서늘한 곳에 보관한다.
4. 2개월째부터는 마실 수가 있고, 4개월이 지나면 걸러서 여과한다.
5. 여과한 술을 1~2개월 더 숙성시키면 아주 좋은 술이 된다.

이렇게 마셔요
하루 1~2잔씩 마시며 구기자주에 단맛, 또는 새콤한 맛이 나는 과실주나 양주를 섞어 마시면 좋다. 저녁때 반주로 마시든지 취침 전에 마시면 강장, 피로회복에 더욱 좋다.